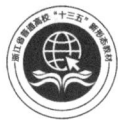

"十四五"职业教育国家规划教材

浙江省普通高校"十三五"新形态教材

实用护理科研训练

（第3版）

主　编　饶和平　胡苏珍
副主编　裴丽萍　吴建芬　徐勤容

SHIYONG HULI
KEYAN XUNLIAN

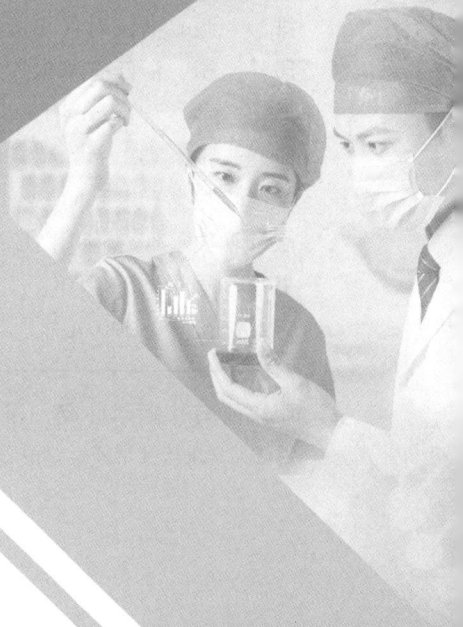

ZHEJIANG UNIVERSITY PRESS
浙江大学出版社
·杭州·

图书在版编目(CIP)数据

实用护理科研训练 / 饶和平，胡苏珍主编. —3 版
. —杭州：浙江大学出版社，2021.12(2025.7 重印)
　　ISBN 978-7-308-21826-9

　　Ⅰ. ①实… Ⅱ. ①饶… ②胡… Ⅲ. ①护理学－科学
研究－教材 Ⅳ. ①R47

中国版本图书馆 CIP 数据核字（2021）第 203472 号

实用护理科研训练(第 3 版)

饶和平　胡苏珍　主编

责任编辑	秦　瑕　陈丽勋　徐　霞　王元新
责任校对	王　波
封面设计	春天书装
出版发行	浙江大学出版社
	（杭州市天目山路 148 号　邮政编码 310007）
	（网址：http://www.zjupress.com）
排　　版	浙江时代出版服务有限公司
印　　刷	浙江省邮电印刷股份有限公司
开　　本	787mm×1092mm　1/16
印　　张	13
字　　数	262 千
版 印 次	2021 年 12 月第 3 版　2025 年 7 月第 6 次印刷
书　　号	ISBN 978-7-308-21826-9
定　　价	39.00 元

浙江大学出版社市场运营中心联系方式　（0571)88925591；http://zjdxcbs.tmall.com

编委会名单

主　编　饶和平　胡苏珍

副主编　裴丽萍　吴建芬　徐勤容

编　者　（按姓氏笔画排序）

　　　　许贤智（衢州市柯城区人民医院）

　　　　吴建芬（衢州职业技术学院）

　　　　吴淑珍（衢州市柯城区人民医院）

　　　　胡苏珍（宁波卫生职业技术学院）

　　　　饶和平（衢州职业技术学院）

　　　　徐勤容（衢州市人民医院）

　　　　盛爱萍（金华职业技术学院）

　　　　裴丽萍（衢州职业技术学院）

党的二十大报告提出实施科教兴国战略，强化现代化建设人才支撑。教育、科技、人才是全面建设社会主义现代化国家的基础性、战略性支撑。必须坚持科技是第一生产力、人才是第一资源、创新是第一动力，深入实施科教兴国战略、人才强国战略、创新驱动发展战略，开辟发展新领域新赛道，不断塑造发展新动能新优势。在卫技人员培养中，科技知识、技能与素养也是卫技人员不可缺少的重要的组成部分。高职护理人才培养中要重视教育、科技与人才的有机结合，提升其综合素质，才能更好地为人类健康服务，体现其社会价值。

为贯彻国务院《国家教育事业发展"十四五"规划纲要》以及教育部《教育信息化"十四五"规划》，在"互联网＋"时代背景下更好地把握职业教育发展的新趋势和职业教育改革的新精神，依据《国务院关于加快发展现代职业教育的决定》、《关于深化职业教育教学改革全面提高人才培养质量的若干意见》、《关于进一步推进职业教育信息化发展的指导意见》的精神，为适应"互联网＋教育"需要，将传统纸质教材与数字化教学资源融合形成的新形态教材，已成为教材建设的一种新趋势。新形态一体化教材在高校信息化教学中，对进一步创新教学内容与形式、提高教学质量、促进人才培养质量水平的提升等起到了积极推动作用。根据教育部关于职业教育国家规划教材建设及专业课程中加强课程思政的要求，在《实用护理科研训练》教材前两版基础上，我们再次组织了修订及完善，增加了科研诚信、防止学术不端等课程思政内容，增加了课程微视频 14 个，大大提升了教材内涵、水平。

教材编写体现先进性、科学性、启发性和实用性。本书共分四章,第一章为护理科研训练基础篇,是本教材的重点,主要对护理科研选题、护理文献检索、护理研究设计、护理研究样本、护理资料收集与整理、护理研究资料统计及科研诚信进行介绍。第二章为护理科研训练实战篇,也是本教材的重点,以论文撰写为主题,介绍如何在科研资料收集的基础上进行论文撰写,包括护理研究统计表与统计图、参考文献选择与使用、论文种类与基本格式、论著类论文撰写,同时对主要护理类杂志进行介绍,指导如何投稿。第三章对护理科研项目申请书撰写做简要介绍,同时介绍部分申请书表格。第四章为知识链接,重点对统计软件 SPSS 在护理研究中的应用等进行介绍。

全书围绕护理科研初级训练主题,减少了理论性描述,增加了实用性知识,书中列举了大量的实例,通俗易懂。教材新形态内容丰富,以嵌入二维码的纸质教材为载体,在二维码中上传了视频、作业等数字资源,全书微视频达 30 个,实现教材、课堂、教学资源三者融合,可极大提高读者的学习兴趣与效果。书中还增设同步训练,有助于学生知识拓展及创新能力培养。

本教材为职业教育"十四五""十三五"国家规划教材及浙江省普通高校"十三五"首批新形态教材,适用于全国高职高专护理类专业(包括护理、助产、老年护理等专业),也是在岗护理人员的实用性特别强的培训教材。

由于编者能力和水平所限,教材中可能有错误之处,敬请广大读者和同行不吝赐教和批评指正。

目 录 CONTENTS

CHAPTER 1
第一章
护理科研训练基础

第一节　概述

学习要点

1. 掌握护理研究的定义、基本原则。
2. 熟悉护理研究的特征。
3. 了解护理研究的国内外概况与发展趋势。

护理是一个科学性和实践性都很强的专业,需要在充分理论知识的指导下开展工作。应用"评估—诊断—计划—实施—评价"这一护理程序开展护理工作的过程实质上就是科学解决问题的过程。如注射要有消毒知识;责任制整体护理中的健康教育和出院指导需要有疾病相关知识;指导患者服药需要药理学知识。在临床护理工作中经常会遇到新问题,这些问题如何解决,也是护理工作者需要常常思考的。同时,为了提高护理效果和患者的满意度,护理管理人员及护理工作者也常会积极探索新的护理技术或改进传统的护理措施,不断实践,积累经验,并对外交流,医疗卫生的护理质量也就能在护理研究的探索过程中不断得以提高。

🎥 为什么要学习护理科研

近年来,卫生行政部门对护理研究工作越来越重视,对护理人员的护理科研要求也不断提高。加强学习和进行科学的护理研究是每个护士的职责。许多护理管理及护理工作者也加大了对护理科研的投入(包括人力与物力)。提升护理研究水平成了护理工作者共同关注的课题。

任务导入

护理研究的定义、护理研究的特征与基本原则、国内外护理研究的现状等是我们首先要探讨的。

模块一 护理研究定义、特征与基本原则

一、护理研究的定义

护理研究是通过系统的科学探究,解释护理现象的本质,探索护理活动的规律,产生新的护理思想和护理知识,解决护理实践、护理教育、护理管理中的问题,为护理决策提供可靠的、有价值的证据,以提升护理学科重要性的系统过程。护理研究运用自然科学和社会科学的原理以及科学研究的方法揭示护理规律。护理研究的最终目的是形成、提炼或扩展护理领域的知识,从而增强护理实践的科学性、系统性和有效性。

二、护理研究的特征

护理研究首先应具备探索性、创新性、理论性和实用性,此外,还具有以下特征。

(一)研究内容广泛和复杂

护理研究的范畴既包括护理学基础理论和应用护理理论,又包括护理开发。从护理研究涉及的理论来看,护理研究既需要生理学、病理学、药理学、人体解剖学、临床医学等自然科学理论的指导,又离不开政治学、管理学、法学、社会学、心理学等社会科学和人文科学知识的指导。护理研究的具体内容包括护理管理(如护理制度建设、护理团队管理等)、护理教育(如护士继续教育、实习生教育等)、临床护理(如用药护理、基础护理、专科护理、健康教育等)的技术、方法、手段等。护理研究是以人为对象的。人既是自然的人,具有自然属性;也是社会的人,具有社会属性。这就决定了护理研究既涉及人的生物性,又要研究人的社会性。因此,护理研究的内容十分广泛和复杂。

(二)研究对象特殊

护理研究的对象是人(包括患者、医务人员、管理者等),易受到各种自然环境与

社会环境因素的影响,且人是世界上最复杂的生命体,具有其他生物所无法比拟的、丰富的心理、情感和精神活动。同时,由于个体差异,同样的情况可能有不同的结果与表现。护理研究的真正目的是保护与促进人的健康。因此,护理研究一开始就应充分考虑研究对象的特殊性,注意伦理性,保证护理研究的每一个环节对人无损害,保证所收集的资料真实客观,保证研究方法科学合理,提高护理研究结论的科学性。

(三)研究方法有困难

研究对象的特殊性,决定了护理研究方法的困难。护理研究不能像做动物实验那样根据需要施加护理干扰措施。护理研究方法必须注意伦理原则。在护理研究方法中,也无法找到与人完全相同的动物模型进行实验,特别是涉及人的心理活动,如焦虑、恐惧、疼痛等,都无法准确地测量、模拟或重复,这些都使护理研究的方法较其他学科复杂。因此,在实际护理研究过程中,凡是施加护理干扰措施或使用新的护理措施,都必须对人有益无害,必要时须征得研究对象的同意。

(四)强调护理临床实践

护理研究主要是针对临床护理管理、临床护理教育和临床护理实践的研究。护理研究的目的是更好地进行护理管理,提高护理质量,更好地为患者服务,促进人类健康。因此,护理研究来源于实践探索,其成果在护理临床实践中得以检验,并能不断解决临床护理工作中的实际问题。因此,可以说离开了临床护理实践,护理研究就缺乏了主体,也难以体现护理研究的价值。

(五)研究结果公益性

护理研究的最终目的是促进人类健康,护理研究的各项成果都可能对社会其他医疗护理工作具有借鉴作用,如临床护理研究的成果可指导疾病向健康转化,护理学各领域的科学研究均具有促进健康、减少痛苦、保护生命等社会公益性。护理管理的研究成果可促进医院管理更加科学、高效。护理教育研究成果可促进护理团队提高水平。

三、护理研究的基本原则

要做好护理研究,必须遵循以下三条原则。

(一)实事求是原则

在护理研究中,必须坚持实事求是的原则,任何数据和结果必须经得起实践的检验。这就要求,科学研究的一切成果都必须来自护理实践,是客观事实的真实反映。具体体现在:一是在护理研究中,要敢于坚持真理,不被权威人士的意图和观点所左右;二是不能被已有的护理研究结论或理论框架所束缚,要敢于创新,敢于破除旧的理论和结论,尊重客观事实;三是要善于独立思考,要强化调查研究;四是从中国的国情出发,提出切实可行的建议。

(二)科学性原则

护理研究所要探寻的是护理规律和护理科学理论,必须坚持科学性。具体表现为:一是用科学的理论指导护理研究,无论是在选择课题、设计研究方案,还是在分析判断、得出研究结论等方面,都要用正确的理论作指导。二是要选择科学的研究方法,这是取得科学的研究结论的基本条件。只有根据研究内容、目的和对象,采用科学的研究方法和手段,才能保证护理研究的客观性和科学性。护理研究的选题、设计、调查、分析和总结等环节,都有一套比较完善的程序和方法。这些程序和方法,是护理研究实践长期经验的总结,是保证护理研究具有科学性的重要条件。护理研究工作者必须掌握并能熟练地运用这些程序和方法,以保证护理研究获得正确、科学的成果。三是要善于引进和运用现代科技手段开展护理研究。护理研究必须引进先进的技术,运用现代技术方法,如计算机统计分析技术、调查访问技术等,促进护理学科的快速发展。

(三)伦理原则

护理研究的对象较特殊,研究人员须经常面对患者、医务人员。研究过程必须有利于研究对象,不能对研究对象产生损害,这就是我们常常要求的护理伦理原则。许多医院开展了护理研究课题的伦理审查,其本质就是保证护理研究中遵循伦理原则。护理研究伦理原则的主要内容有以下几个方面。

1.有益原则

护理研究者在对研究对象进行研究实验(如新的护理干预方法)前,应该谨慎地评估干预的利益和风险,并尽可能地将风险降低到最低水平。当研究的风险大于利益,或者风险无法预测(或无把握)时,应该修改和调整研究方案或手段;如果利益和风险均衡,研究者应该证明实施该项研究的合理性和必要性。总之,必须认真考虑,使患者的利益最大化,不伤害患者,有利于医院管理。

2.公正公平原则

公正公平原则是指受试对象在参与研究的过程中,应得到公平合理的对待,获得均等的机会。研究者不能因受试对象的社会地位、经济状况、文化、性别、病情等的不同而不平等地对待他们。研究者和受试对象在法律地位上是平等的,应当尊重受试对象的各种合法权益和合理要求,以平等、公正的方式处置研究中出现的各种问题。

3.人的尊严不受损害原则

该原则主要指在研究过程中,受试对象有知情同意权、隐私权、自主决定权等。

①知情同意权。受试对象决定加入研究计划前,有权利要求研究者对研究目的、步骤、研究期限、研究资料等内容保密以及对可能产生的问题做出详细说明。知情同意是指当护理研究者将有关研究具体事项告之受试者后,受试者自主决定是否参与此项研究。根据有关法律法规,有完全民事行为能力的受试对象,其知情同意权由其本人行使;对于精神障碍(心理障碍)者、神志不清者、临终者、小孩等无民事行为能力或限制民事行为能力的人,其知情同意权由法定监护人或代理人行使。知情同意以签署知情同意书为标志。②隐私权。在护理研究中,对受试对象的个人隐私、肖像权利应进行保护,护理研究者严格遵守《中华人民共和国侵权责任法》规定,切实保护患者的隐私权、肖像权。③自主决定权。受试对象(如患者)有权决定是否参与或退出护理研究,且其基本权益不因退出研究而改变,护理研究者不应以威胁、利诱、欺骗、强迫等方式要求其加入研究。

模块二　国内外概况与发展趋势

一、国内外护理研究概况

(一)国外护理研究概况

1. 护理研究的起源

克里米亚战争期间,南丁格尔女士在军队中服务。她对自己的观察与护理记录进行总结,作为改进护理服务的依据,并开始注意改善居住条件,加强清洁与通风,加强心理安慰,使病员死亡率大大下降。她将士兵死亡率等珍贵资料作为发展"环境理论"、改善当前服务质量、发展护理人员角色与功能的依据,并写出了控制医院内感染的第一篇研究报告,这就是护理研究的开始。1860 年,一所南丁格尔护士学校在伦敦圣托马斯医院建立,开始系统性地进行护理教育,对护理事业的发展起到了重要作用。

2. 护理研究发展

护理研究发源于英国,却在美国得到了发展。美国的护理研究发展可分以下几个阶段。

(1)早期的护理研究(1900—1939)。这一阶段的护理研究重点是,如何加强护理教育,改进临床护理工作程序及各项工作之间的分配问题。1923 年,耶鲁大学成立护理学院,成为护理教育加强的标志。

(2)中期的护理研究(1940—1959)。这一阶段美国护理教育得到了很快的发展。

以医院教育为主的护理教育模式逐步转化为以学校教育为主的体制,在当时配合鼓励高等教育发展的政策下,高层次的硕士与博士护理研究人才开始培养。这一阶段的护理研究重点是护理教育,护理教育的发展也促进了护理研究的快速发展。这一阶段的主要标志有:①1952年,美国护理界创办了以研究为主的专业杂志《护理研究》(*Nursing Research*),促进了护理科研成果的发表。②1953年,美国哥伦比亚大学师范学院开办了"护理教育研究所"。③1955年,美国护士协会成立了美国护士基金会(American Nurses' Foundation),促进了护理研究工作的蓬勃发展。④在大学护理系和护理硕士班开设了护理研究方法的课程。⑤对护理人员的合理安排、医院环境、护理功能与角色、在职教育、护患关系等研究及报道明显增多。

(3)近期的护理研究(1960年至今)。这一阶段护理理论加速发展,护理研究注重与护理理念、模式、理论的结合,护理教育研究重在比较研究。这一阶段的标志有:①护理研究课程全面纳入护理系的培养计划中。根据统计,1998年已有60所护理博士研究生院,276所护理硕士研究生院。美国护理的发展和领先与其重视护理研究和高等教育是分不开的。②出现了更多的护理杂志,如《护理科学进展》(*Advance in Nursing Science*)、《西部护理研究杂志》(*Western Journal of Nursing Research*)。③教育的强化,除了有利于护理知识领域的拓展、相关理论的验证、专业功能的提升、临床护理问题的解决外,还对推动护理专业发展起到作用。各医学院校开办了护理研究所,护理论文数量大增,质量也明显提高。

(二)国内护理研究概况

1.早期起步阶段(1950—1969)

我国护理研究起步晚,开始于20世纪50年代。这一阶段的主要标志有:①中华人民共和国成立初期,全国成立了中国护士学会学术委员会。②20世纪50年代创办了《护理杂志》,在全国推动护理经验的交流。③1956年,中国护士学会在第十七届二次全国理事及各地分会理事长会议上提出护理研究设想和原则,开创了我国护理研究的先河。此阶段的护理研究重点是:①在护理教育方面,对教学课程与方法进行探讨。②在临床护理研究中,以护理技术革新为主。③在护理管理研究方面,以管理制度的研究为主。这一时期的护理研究虽然单纯以经验总结为主,但却标志着护理人员开始涉足科学研究领域。

2.中期发展阶段(1970—1989)

这一阶段的主要标志有:①1977年,中华护理学会得到了恢复,并相继成立了5个专业委员会。1985年,全国护理中心成立,国际学术交流也日益增多,护理研究得到了快速发展。②《护理杂志》(现更名为《中华护理杂志》)复刊,1985年以后又陆续增加了《实用护理杂志》、《护士进修杂志》和《护理学杂志》，促进了护理研究成果的交流。③1984年之后，我国陆续在12所高等院校成立了护理系，护理研究课程逐步纳入护理专业的教学计划，为开展护理研究打下了基础。

3.现代快速发展阶段(1990年至今)

这一阶段我国护理研究开始快速发展，特别是高等护理教育的发展，大大促进了护理研究整体水平的提高。这一阶段的主要标志有：①1992年以来，在部分高校护理系开设了护理硕士学位教育。②我国护理学教材、专著不断出版，如1998年出版了护理研究本科教材，并在护理学院开设了护理研究培训班，为提高学生护理研究水平打下了良好的基础。③随着护理教育的发展，护理理论研究也呈现出飞速发展态势，护理研究杂志纷纷创刊，如《中华护理教育》、《护理与康复》、《国外医学护理学分册》、《中华医学教育杂志》、《中国高等医学教育杂志》、《中国护理管理》、《中华现代护理杂志》、《解放军护理杂志》、《上海护理》等。一些有影响的研究成果为护理学学科建设和护理教育发展奠定了坚实的理论基础。④护理研究领域逐渐扩展，水平逐渐提高。具体表现有护理研究由回顾性经验总结向前瞻性研究发展，使研究结论的可信度和科学性增加。护理研究大量借鉴了社会学、心理学、管理学、教育学、法学、医学等学科的成果，研究护理实践中的问题，且实验性研究逐渐增多，由单纯的临床观察、社会调查向科学实验方面发展。⑤临床护理研究取得了可喜的成果。如在断肢再植护理、心脏瓣膜修补术护理、器官移植护理、腔镜护理、微创手术护理等方面取得了突出成绩。护理技术、产品不断创新，并不断运用于护理实践，如研制了重病患者床上洗头机、多用护理车等。在第二届全国护理用品科技成果交流会上，多项产品和技术获国家专利。随着医学科学的发展，临床护理研究将会有更大的发展。

二、国内外护理研究的发展趋势

护理研究促进了护理学科的发展，护理学科的发展又为护理研究创造了条件。正如医学研究一样，随着护理事业的发展，护理研究领域不断扩大，研究方法也不断发展与创新，归纳起来，国内外护理研究的发展趋势如下。

(一)护理研究领域不断扩大

护理是一种集诊断、治疗、护理、教育、健康指导为一体的，具有较高技术含量的复杂劳动。随着行业的发展，护理已经成为独立的一级学科，护理已从医疗的附属地位中逐渐独立出来，成为一门与医疗有着密切联系又相互促进的独立学科。护理学科从医院护理向社区护理发展和深化，护理学理论与其他学科理论的交叉、融合、渗透现象越来越明显。由此也发展出了许多新的边缘学科,如护理心理学、护理法规、护理教育;适应社会老龄化的老年护理、康复护理的研究也不断增多;适应国际化的涉外护理也是许多专家研究的课题;其他如护理伦理、护理人力资源管理等,也有很多专家在深入研究。

(二)护理研究的方法和手段不断更新和改进

研究范畴和领域解决研究什么的问题,研究手段和方法解决怎么研究的问题。科学研究的手段和方法往往是影响和制约其发展的至关重要的条件。从总体上来说,护理学的发展仍很不成熟,护理研究的科学水平也还很有限,这与护理研究人员对科学研究方法的掌握和运用是直接相关的。目前,我国绝大多数护理人员是中专起点或专科起点,护理本科生及研究生的比例较低。护理研究要得到大的发展,一方面要提高护理团队学历层次,另一方面,必须改进和引进新的研究手段和方法,提高研究的层次和水平。护理研究必须从简单的经验研究,不严谨的调查研究,缺乏典型性、代表性的个案研究中走出来,借助现代电子技术、生物技术、信息技术等手段和科学分析方法、实验方法开展。可以预见,随着护理队伍中的高层次科技人员的增加,护理研究的方法和手段将会不断得到更新和改造,护理研究的创造性、价值性、科学性将会得到更大的提高和发展。

(三)护理研究规模和交流空间不断扩展

目前,我国的护理研究从总体上来说,仍然是量少质差。绝大多数护理人员主要从事临床护理,忙于事务,没有更多的精力来进行研究,护理研究人员明显缺乏。近几年,随着护理教育层次的提高及规模的扩大,护理队伍知识结构的改善,医疗卫生机构护理人员的配备得以强化,护理研究逐渐从自发的、分散的小型研究向有组织的、整体的、联合型的研究发展,甚至开展了多学科、多专业、多门类、多技术的协作研究。护理研究交流的形式、频率和空间得到了改善,从国内走向国际。特别是三级以上医院,国际学术交流明显增多。

同步训练

1.临床护士开展护理研究的主要内容有 ( )

A.专科护理新技术效果观察　　　　B.护理实习生实践指导管理方法探索

C.用药护理观察　　　　　　　　　D.患者心理护理方法探索

2.下列做法哪一种不符合护理研究的伦理原则 ( )

A.对一种新护理干预方法的使用进行风险评估

B.使用一种新的护理方法,有意识地选择患者,不按照随机的办法选择病例

C.告诉患者新的护理方法的优点及可能的缺点,并得到患者的知情同意

D.患者选择新的护理干预方法就不能中途退出,以防影响护理程序完成

3.中华护理杂志来源于下列什么的更名　　　　　　　　　(　　)

A.中国护理杂志　　　　　　　　B.护理研究

C.护理杂志　　　　　　　　　　D.实用护理杂志

4.全球第一篇护理研究论文的主要内容是　　　　　　　(　　)

A.护理管理　　　　　　　　　　B.医院感染控制

C.患者观察　　　　　　　　　　D.护理人员管理

5.一所医院要提高护理研究水平,其主要因素是　　　　(　　)

A.护士学历水平　　　　　　　　B.年龄

C.性别　　　　　　　　　　　　D.医院对护理研究的重视

（徐勤容,饶和平）

第二节　护理科研选题

学习要点

1.理解选题的重要性,选题的四大基本原则及选题的注意事项。

2.熟悉选题的基本程序、概念界定以及研究框架的形成。

3.了解选题的来源以及当前国内外护理研究的热点。

选题是指按照一定的原则和标准,运用科学的方法确定研究课题,是科研工作的起点和关键。有学者提出,在科研工作中,提出问题比解决问题更困难。提出一个问题往往比解决问题更重要,因为解决问题也许仅仅是一个教学上的技能而已;而提出新的问题,从新的角度去看老的问题,却需要创造性的想象力,且标志着科学的真正进步。实践表明,选题恰当与否,直接关系到研究、工作质量的好坏,成果的大小以及研究进展的快慢,甚至会影响研究的成败。因此,选题是护理科研过程中具有决定意义的一步,每个护理人员都应重视选题,学会用科学的思维进行选题。

科研选题

选题的过程是提出并确立研究问题的过程,它需要经过充分的思想酝酿和实践准备之后方能提出。如何进行选题及选题应遵循的原则是本节要讨论的主要内容。

模块一　选题程序

一、捕捉意念,提出问题

(一)初始意念概念

在护理实践中,常会遇到一些无法解释或无法解决的问题,围绕这些问题产生的一些模糊的念头即为初始意念。初始意念是科研选题的萌芽,它并不是凭空产生的,而是在长期的实践经验与丰富的理论知识相结合的基础上,通过深入分析,广泛联想与思考而形成的。换言之,初始意念要以知识和实践为基础。

此外,还应明确选题的来源,并在护理工作和学习中,进行细致观察、认真思考,方能获得优秀的科研选题。护理科研选题的来源包括自选课题和资助性课题。

1.自选课题

自选课题是研究者在护理实践过程中结合自身的专业、兴趣等选择的研究题目。护理期刊中的大多数优秀论文都来源于自选课题。自选课题常见的研究方向有:①研究临床护理各专科的问题;②比较几种护理措施;③评价新的护理模式或护理方法;④发展测量工具;⑤护理教育问题;⑥护理管理问题。目前,专项护理科研经费有限,资助性研究课题较少,不能满足广大护理人员开展护理科研的需要。因此,可选择不需研究经费或所需经费相对较少的自选课题。此外,有价值、有创新的自选课题可向医院,省、市科学技术委员会(简称科委)申请立项资助,护理器械等有开发价值的项目,也可寻求投资商资助。

2.资助性课题

资助性课题通常是纳入国家及上级主管部门科研及教学计划的选题,有经费及其他方面的资助,如国家自然科学基金项目、各省市科委招标项目等。对于有一定研究基础的个人或单位,可申报或联合申报资助性课题。申报过程中,由于各科研机构逐步开展了科研招标,研究者应通过科研管理机构了解各种招标的科研项目、招标指南与投标方法,以增加投标竞争力。

（二）初始意念的形成途径

1.阅读文献

从文献中寻找研究题材耗时短，信息量大，是护理科研选题中一种常用且有效的方法。在阅读文献的过程中，把感兴趣的问题记录下来，多注意文献的空白点，可在文献的帮助与启发下，找出目前存在的问题及所要研究问题的切入点。此外，大量阅读国内外文献有助于了解当前护理研究的重点和趋势，从而在选题过程中紧跟时代和理论发展的方向，使选题更具创新性和实用性。

此外，还有一些学者通过对大量文献的分析，总结出了某一阶段国内外的研究热点。阅读这类文献可以帮助护理人员在短时间内掌握国内外最新的护理研究动向。

颜巧元等（2011）通过收集资料，结合当前实际，总结出目前我国护理研究的十大热点：①护理与法；②医改与优质护理；③社区护理；④老年护理与临终关怀；⑤循证护理与临床路径；⑥新技术与护理；⑦护理新技术；⑧中医护理学；⑨护理信息学；⑩护理经济学。

李小寒等（2012）采用情报分析的方法，对国外近年来发表的护理研究论文进行了分析，总结出当前国外护理科研的热点，包括如下几个方面：①人力资源问题对护理的影响；②自我效能理论在护理研究中的应用；③心理测量理论及其在护理中的应用。

叶然等（2012）通过对美国国立医学图书馆 Medline 医学数据库的分析，总结出了国际护理教育的研究热点，包括：①教学方法；②护士实习期间效果评价；③加强护士沟通能力；④护士职业选择及护士角色；⑤护理教学标准制定及教学评价；⑥护理教育历史及发展趋势。

2.关注临床护理实践的各个环节

在护理实践中，有许多问题需要去探索、解决、完善，也有许多护理技术和方法需要进一步改进和提高，还有很多新问题随着社会的发展和医疗护理水平的进步不断涌现，这些都可以为护理科研提供选题。

智能化引流管防堵装置的设计及应用

研究者在临床护理工作中发现，为了保持引流管通畅，防止堵塞发生，护理人员常常用双手指腹定时挤捏引流管。如果操作方法不当，挤捏时间不固定，易导致引流管堵塞、引流不畅，遂提出设计开发一种智能化引流管防堵装置，并将该装置应用于心脏手术和肝胆手术患者的术后引流，取得了较好的效果。

预防和降低患儿跌落的改进实践

研究人员在对所在医院儿科患者住院期间发生跌落情况的数据分析后发现,患儿跌落率呈现上升趋势。因此,采用 PDCA 的模式从患儿跌落事件的报告、监测、分析处理以及预防等各方面进行了系统改进,取得了良好效果。

3.参加各种学术交流

护理人员参加各种学术讨论、学术讲座、学术会议等,有助于及时了解国内外护理专业发展状况,掌握本学科发展动向,为护理科研的立题提供导向。

ISO 9001 质量管理体系在护理管理中的应用

研究人员通过参加学术会议发现,ISO 9001 质量管理体系应用研究为目前热点,于是确定将 ISO 9001 质量管理体系应用于护理管理中,以其为依据建立了护理管理制度,制定了管理体系文件,确立了护理管理质量考核标准,规范了护理管理制度,提高了护理服务质量和患者满意度,减少了医疗纠纷,使医院的形象与效益得到了提高。

4.关注护理学与不同学科间的交叉区域

护理学是一门高度综合的学科,与法学、社会学、心理学等多种学科相互交叉、相互渗透,护理学与这些学科之间的交叉区域中,存在着大量需要研究和探讨的问题。不同学科交叉区域的立题,主要是将应用于某疾病、某学科、某领域的先进方法和技术,应用于另一疾病、学科或领域。例如"三级甲等医院手术室护士睡眠质量与焦虑情绪的相关性研究","住院患儿家属感知的护士支持与焦虑的相关性研究"等研究都在护理领域的研究中融入了其他学科的内容。

护理绩效考核信息系统的研发与应用

该研究将护理管理与现代化信息工程技术相结合,研发了护理绩效考核信息系统并应用于临床,减少了统计工作量,调动了护士积极性,提高了患者综合满意度。

5.其他

研究者自身的兴趣、专长,各课题项目指南等也是形成初始意念,提出研究问题的重要途径。

二、查阅文献，建立假说

初始意念是粗浅的，要想将其变成科学的假说，还需要将其系统化和具体化，即需要将提出的问题进一步扩展、完善，使其成为理论认识，进而形成假说，再选择和设计出验证假说的方法和手段。要完成这一转变，首先得查阅文献。文献主要包括期刊、论文集、百科全书、教科书、专著等。

科研工作具有延续性，提出研究问题后必须要查阅文献，了解前人或他人对类似问题、相关问题已做过的工作、已取得的成就及尚未解决的问题，了解目前的进展、动向及存在的问题。

应该带着问题查阅文献资料，查阅文献可使研究少走弯路，避免重复，还能根据掌握的信息，不断修改完善自己的课题，使之更先进。一般来说，在护理研究过程中，研究者需查阅既往 5～10 年的国内外文献，查阅 10 种左右的护理期刊。护理领域较为常用、影响因子较高的期刊有《中华护理杂志》《中国实用护理杂志》《中国护理管理》《护理学报》《护理学杂志》《护理管理杂志》《解放军护理杂志》《护理研究》等。一般从近期文献开始查阅。

阅读文献可以粗读或细读，若以近几年发表的文献作为主要参考资料，应细读。如查阅国内外文献都未发现有类似研究报道，则选题在国际上是创新课题；如国外已有研究而国内尚未有人涉足，则属于国内创新课题。如在既往文献中已有类似报道，则需继续寻找创新点。如能做到在研究对象的代表性、诊断的可靠性、研究方法的先进性、研究质量的控制等方面比文献报道的研究更科学、更合理，这也是创新。

随后，研究者应对相关资料进行分析、综合，对即将进行的研究提出预期结果，这便形成了假说。假说是研究者对研究各变量之间的关系的初步的、带有假定意义的解释，是研究工作的重要步骤之一，研究设计便是设计实验以证实或否定该假说。假说的提出可以帮助研究者明确研究目的，避免盲目研究。

三、开展论证，确定题目

护理科研是一项严密的科学工作，需要耗费大量的时间、精力和经费。因此，应在科研工作开展之前对选题进行充分的论证。课题论证一般包括以下几个方面：课题研究的目的和意义，选题依据，目前国内外研究状况和水平，拟采取的方法和研究设备，研究的理论问题或关键技术，预期的成果及其应用后是否能解决医疗护理中的实际问题，完成课题的可能性等。

模块二 选题的原则及注意事项

一、选题的原则

选题过程中,应遵循实用性、创新性、科学性、可行性4个基本原则。

(一)实用性

即研究课题要有一定的实用价值。护理科研的最终目的是指导临床实践,因此,选题应重视和强调解决护理实践中的实际问题,突出以人为中心,应始终将人的权利和人的利益置于最高点。当然,在讨论实用性时,要正确看待理论与实践、远期效果与近期效果、理论研究与实践经验之间的辩证关系。护理领域要研究的问题非常多,那些影响面大的、较普遍的、患者或护理人员最关注的问题往往实用价值较高,需要优先研究。

> **3种敷贴在儿科中心静脉维护中的效果与成本比较**
>
> 敷贴在临床护理中运用广泛,其效果是护理人员关注的内容,而医院采购部门可能更多地关注成本,所以敷贴效果与成本的比较研究实用性强。研究人员对儿科临床常用的普通透明敷贴、含碘敷贴及高通透敷贴进行了临床效果与成本消耗的比较,为临床护理过程中正确选择敷贴、降低中心静脉导管感染的风险、降低护理人力成本、减轻患者负担提供了实证依据。
>
> **技能训练对成人低视力患者自我效能和生活质量的影响**
>
> 研究人员通过开展助视器使用的视觉训练、日常生活技能训练、定向行走技能训练,帮助成人低视力患者有效地利用残余视力,改善了患者的自我效能和生活质量。既突出了以人为中心,又解决了护理实践中"如何有效提高成人低视力患者生活质量"这一实际问题。

(二)创新性

创新性即独特性或新颖性,指研究的课题应该有新的创意、新的发展和特点。创新性是科学研究的灵魂。科研选题的"创新"并非要求"全新"或"填补空白"。创新既可以是提出自己独创的见解,也可以是在前人成果的基础上增加新的内容。一般来说,可以从以下几个途径寻找"新"路。①"创"中有新:在前人未涉足的领域或论题中选题;②"修"中有新:有些研究问题前人已有研究或涉及,但后人在课题的研究思路、研究角度、理论依据、研究对象或研究方法等方面有所创新,即以新的材料论证"旧"

的课题,从而提出新观点、新理论;③"疑"中有新:对已有的某一个论题的研究方法、研究结果提出质疑,也可称为创新;④"引"中有新:引进国外新的学科理论或先进的研究设备或研究方法,从而填补国内空白;⑤"继"中有新:继承前人的观点、方法及研究成果,探讨前人未曾研究,或虽已研究但尚未解决,或虽已解决但又出现了新问题,还需进一步深入、补充、修改、完善的论题。例如,近年来,有关血液透析患者抑郁的研究较多,但有学者从尿毒症患者首次血液透析前后的抑郁状况及影响因素着手进行了研究,充分体现了"修"中有新。

> **根据患者病情严重度及生活自理能力计算护理工作量**
>
> 护理工作量的科学测定是合理配置护理人力资源的重要依据。国内关于将患者分类进行护理工作量测量的研究较多,但大部分的研究仅考虑了患者的疾病严重度或是生活自理能力单个因素,不能完全反映实际的护理工作量。研究人员采用台湾的分级护理制度,测定不同病情严重度和生活自理能力等级患者所需的直接、间接护理时间,并结合入院、出院、转科及手术护理单项时间,建立了一个简便易行且科学合理的护理工作量计算公式,是在前人基础上的创新。
>
> **网络互动式健康教育对炎症性肠病患者生存质量的影响**
>
> 该研究通过网络建立公共的QQ空间,为炎症性肠病患者搭建起网络交流平台,采用固定时间在线答疑、在线授课等方式开展健康教育,提高了患者的疾病自我管理能力和生存质量。

(三)科学性

科学性是指必须在科学理论的指导下选择课题,所选课题必须符合科学原理,遵循客观规律,具有合理性和逻辑性。科学研究的结果应为以后护理实践所证实,能确切回答和解决有关的护理问题。这就要求研究人员在确定课题前阅读大量文献资料,了解有关研究题目的历史和现状,吸取他人的实践经验。

(四)可行性

可行性是指提出的课题在研究过程中,能否顺利地执行和完成,所需的主客观条件是否具备。可行性的论证是选题的重要程序,也是选题的先决条件,再好的选题如果不具备可行性,也只能是纸上谈兵。一般从主客观两个方面评估选题的可行性。①客观条件:课题研究所需的仪器设备、实验所需药品和材料、研究时间、研究经费等。②主观条件:研究者个人的学识能力、业务能力和研究水平,课题组的人员组成和团队合作能力等因素。任何研究都受人力、物力等多种因素的限制,既要鼓励研究人员选择高水平的课题,又要充分权衡主客观条件,不可在主要条件不能落实的情况下贸然选择课题,不要一味追求高、精、尖。对于与研究者专业差距较大,与研究者知识水平、知识结构距离较远或资料来源有困难的课题应慎重选择。

护士分层管理模式下母婴床旁护理的实践

研究人员在所在医院的产科病区实施护士分层管理的基础上开展母婴床旁护理,取得了满意的效果。该研究具有较好的可行性,理由如下:课题负责人为该院护理部主任,有能力对产科病区的护士进行统一协调和管理;该院曾经主办护士分层管理继续教育项目,护理管理人员对分层管理均有较为深入的认识;该研究取得了院领导和各科室主任的支持;该院产科病区护士的配置以及年龄、职称、学历梯队较为合理;研究团队中由擅长妇产科护理领域的相关研究、科研能力强的硕士生导师担任课题指导。

高职护理专业学生实习成绩与临床学习环境的分析

本研究采用便利抽样方法,以在浙江省36家二级甲等以上教学医院实习的高职护理学生为调查对象,应用临床学习环境(氛围)评价量表、学生成绩登记表对其进行调查,并对结果进行分析。该研究的可行性表现在:研究负责人从事多年实习管理工作,具备丰富的经验,发表了多篇论文;研究团队中由医院管理经验丰富、科研能力强的硕士生导师担任课题指导。

二、选题的注意事项

(一)选题应大小适中,切不可贪大求全

选题要注意具体和明确,范围不宜太大,内容不能太多,每个研究题目集中解决1~2个问题,干扰因素相对较少时,课题的成功率更高。

1."喉部手术患者的护理"选题的研究范围过大,很难深入开展研究,可调整为"全喉切除术后患者的语言康复护理"。

2."延续护理对术后患者生活质量的影响"选题过大,可调整为"延续护理对全膝关节置换术后患者生活治疗的影响"。

(二)选题必须以人文关怀为基础

护理科研的目的是维护和增进人类健康并造福于人类,护理科研总是直接或间接地为人的生命和健康服务。因此,科研选题必须以人文关怀为基础,将人的权利和利益置于最高点。选题过程中应遵循以下伦理原则:①有益无害原则,指科研过程中不能以损害患者的利益为代价进行研究,而应该以研究结果对患者有利为主要准则。

在研究过程中始终要注意保护患者的利益,保护患者的生命权及隐私权。②知情同意原则,即患者有权利知道研究者希望自己参加的是什么研究项目,了解与该研究有关的各种信息,有权决定同意或拒绝参加该研究,并有随时中途退出研究的权利。③患者利益第一原则,表现为在临床护理科研中要求科研人员在整个研究过程中时刻铭记以患者利益为重,不去有意或无意地伤害患者,对科研项目可能带来的利益与风险进行认真的伦理学分析,使利益最大化,风险和伤害最小化。

　　咽喉部疼痛是气管插管后较为常见的并发症之一,严重时甚至会影响患者进食。腹腔镜手术的二氧化碳气腹会降低肺顺应性,引起气道压升高,这是否会导致气管导管套囊压力升高进而引起患者咽喉部疼痛?为此,研究人员在知情同意的前提下,选择了在气管插管全身麻醉下行腹腔镜手术或开腹手术的妇科患者各25例进行研究。结果显示,妇科腹腔镜手术患者在气腹建立及头低位后,气道压和气管导管套囊压力明显升高,术后咽喉痛的发生率也增加。因此,研究人员提出对腹腔镜手术患者应常规进行气管导管套囊压力监测,并采取合理的方法降低术后咽喉部疼痛的发生率,减轻其严重程度。该研究从临床细节入手,以提高患者舒适度为目标,充分体现了以人为本的护理人文思想。

🖊 同步训练

[案例](1~3题共用题干)某医院儿科病房王护士在工作过程中发现,不同的护士静脉留置针穿刺的成功率差异较大。经过仔细观察,她发现穿刺成功率除了和护士的经验有关外,还和穿刺角度有关。于是,王护士打算对此展开研究,将100例0~3岁患儿随机分为改进组和对照组,对照组选用常规进针角度15°,改进组根据王护士的实践心得采用进针角度10°,将两组进行对照分析。结果显示:改进组一次穿刺的成功率高于对照组。请问:

1.王护士的选题来源是　　　　　　　　　　　　　　　　　　　　　(　　)

A.自选课题　　　　　　　　　　　B.资助性课题

C.计划课题　　　　　　　　　　　D.招标项目

2.该课题的形成途径是　　　　　　　　　　　　　　　　　　　　　(　　)

A.查阅文献　　　　　　　　　　　B.护理实践细节

C.参与学术交流　　　　　　　　　D.不同学科的交叉区域

3.该课题不符合下列哪个选题原则　　　　　　　　　　　　　　　　(　　)

A.实用性　　　　　　　　　　　　B.创新性

C.可行性　　　　　　　　　　　　D.科学性

4.李瑾是某三甲医院康复科的护士,她以"关节功能训练仪对骨科患者肢体功能恢复的影响"为题申报了院级课题,最终未获得通过。请问该选题最大的问题是什么

（　　）

A.选题不具实用性　　　　　　B.选题过大

C.选题过小　　　　　　　　　D.选题脱离实践

5.护士王某是 Z 省某家社区医院的普通护士,她通过查阅文献初步确定了几个选题,以下哪个选题你认为可行性最低

（　　）

A.社区护士的职业压力调查

B.急诊护士心理健康状况和应付方式的研究

C.抚触对婴儿生长发育影响的研究

D.新生儿监护病房患者家属需要的调查研究

（胡苏珍,饶和平）

第三节　护理文献检索

学习要点

1.理解文献检索的途径、方法和步骤。

2.熟悉文献检索的概念及文献检索语言;熟悉常用的中文护理文献资源。

3.了解文献的概念和类型。

文献检索有助于科研人员确定研究问题,明确研究目的,制订研究计划,文献检索贯穿于整个护理科研过程中。因此,掌握文献检索的知识是护理科研工作的前提和基础。

任务导入

在信息高度发达的现代社会,文献资源日益庞大。据估计,目前每年出版的各种类型的科技文献有 1000 多万篇,平均每小时新增 3 种刊物。面对日益庞大的文献资源,应该如何以最少的时间与精力来获取自己所要的信息,这就是本节所要解决的问题。

模块一　文献的基础知识

一、相关概念

(一)信息

信息是指一种陈述或解释、理解等。现多将信息定义为事物运动状态和方式,是事物运动状态以及运动方式的反映。信息是认识事物发展的基础,具有存储性、传递性、共享性和开发性。根据信息的属性不同,可分为四大类:自然信息、社会信息、生物信息以及机器信息。护理学涉及的人的生命体征、化验指标等属于生物信息。

(二)知识

知识是人们在改造世界的实践中所获得的认识和经验的总和,是经过人大脑加工、系统化后的信息。知识是信息的一部分,可分为自然科学知识、社会科学知识和哲学知识三大类。护理知识是医学信息的一部分,属于自然科学知识的范畴。

(三)情报

情报是指通过一定的形式,传递给用户,并产生效益的、动态的知识和信息。情报具有知识性、传递性和效应性,只有同时具备这三大特性的知识或信息才能称为情报。

(四)文献

文献是指记录有知识或信息的一切载体。成为文献必须具备三大要素:知识或信息,载体以及记录。其中知识或信息是文献的实质,载体是文献的外在形态,记录是两者的联系。医学文献是指记录有医学知识的载体,若文献所记载的知识或信息为人们所用,便可成为医学情报。

(五)信息、知识、情报以及文献之间的关系

信息是人们获取知识的基础,知识是系统化的信息,是信息的一部分。情报是被激活的知识或信息,能为人们所用,是具有利用价值的知识或信息。文献是以一定的载体记录下来的信息或知识,用文字、图形、音频、视频等载体记录下来的知识或信息都可以称为文献。

二、文献的类型

(一)按文献载体类型

按文献载体类型可分为印刷型、缩微型、视听型和电子文献(表 1-1)。

表 1-1　按文献载体类型分类

类型	特点	举例
印刷型文献	①不需要特殊设备,阅读方便 ②体积大,不易保存	出版发行的各种纸质杂志,如《中华护理杂志》《护理学报》等
缩微型文献	①小而轻但容量大,便于复制、收藏和保存 ②阅读需较复杂的设备支持	各种缩微胶卷、缩微平片、缩微卡片等
视听型文献	易理解,存储密度高,存取快捷,成本低,可以反复播放或录制	录音带、录像带、唱片、幻灯片等
电子文献	存贮容量大,检索速度快而准确,使用方便	电子杂志或各种数据库中的文献,如中国知网的各种电子文献

(二)按文献出版形式分类

按文献出版形式可分为图书、期刊、特种文献(表 1-2)。

表 1-2　按文献出版形式分类

类型	特点	举例
图书	①以章节成册,公开出版,获得方便 ②分为两种类型:供读者阅读的著作书籍和供读者检索查阅的工具书	教科书、会议论文集、专著、词典、百科全书、手册和指南等
期刊	①周期性出版,有统一的版式,用年、卷、期连续编号 ②刊载的论文数量大、速度快、内容新颖	《中华护理杂志》《护理学杂志》《中华护理教育》
特种文献	书、刊以外的非书刊资料	科技报告、政府出版物、会议文献、标准资料、学位论文和专利文献等。如《2011中国卫生统计年鉴》即为政府出版物

📹 四次
文献

(三)按信息加工的深度分类

依据文献传递知识、信息的质和量的不同以及加工深度的不同,人们将文献分为四个等级,分别称为一次文献、二次文献、三次文献和零次文献(表 1-3)。

表1-3　按信息加工深度分类

类型	特点	举例
一次文献	①最基本的文献类型 ②具有创新性、先进性和成熟性等特点	期刊论文、专利文献、科技报告、会议录、学位论文等
二次文献	①将一次文献按一定的逻辑顺序和科学体系加以编排 ②具有汇集性、系统性和可检索性 ③是文献检索的主要工具	目录、索引、文摘等检索工具,如中国科技期刊数据库
三次文献	①围绕某个专题概括而成的文献 ②便于快速了解某一领域的研究历史、发展动态、研究水平	综述、评论、进展、指南、教科书等
零次文献	①最原始文献,未经发表或系统加工 ②信息新颖,能弥补一般公开文献发表"时滞"的不足	通过口头交谈、参加报告会、参观展览等途径获取的信息

模块二　文献检索的基础知识

一、文献检索的概念

文献检索的概念有狭义和广义之分。狭义的检索是指用科学的方法和专门的工具,系统、完整、迅速、准确地查阅所需资料的过程。广义的检索包括信息存储和文献检索两个过程。信息存储是指工作人员将大量无序的信息集中起来,根据信息源的各项特征,经过整理、分类、浓缩、标引等处理,使其系统化、有序化,并按一定的技术要求建成一个具有查询功能的检索工具。文献检索是指运用已经编排好的检索工具或检索系统,根据读者要求,使用相应的检索语言和检索途径,查找出所需文献的过程。

二、检索语言

检索语言是检索系统的重要组成部分,是联系文献存储和检索过程的桥梁。

(一)检索语言的概念

检索语言是根据文献检索的需要创造出来的一种人工语言,是一种在文献存储和检索过程中共同使用的语言。检索语言的用途是描述文献特征,表达情报提问,并使两者能相互沟通。

(二)检索语言的分类

1.按照结构和原理,分为主题语言和分类语言

(1)主题语言:又称主题法系统,是按文献研究主要内容或主题编制的检索语言系统,常用的有主题词和关键词。①主题词指能够表达文献主题内容的规范语言,是目前应用最广泛的主题语言,《汉语主题词表》是目前国内影响最大的主题词表。主题语言把检索语言中各种同义词、多义词、近义词、同形异义词等进行了规范化处理,使每个检索词只能表达一个主题概念。例如,艾滋病在主题词表中对应的是获得性免疫缺陷综合征,肝癌对应的主题词是肝肿瘤,手术前后护理对应的是围手术期护理等。②关键词指从文献中直接提取的,能表达文献主题内容的关键性专业名词术语,对检索用语中的各种同义词、多义词、近义词、同形异义词等不做规范化处理。其特点是直接来源于最新文献,能即时反映某一领域的新观点、新方法以及新的名词术语,但容易造成漏检。例如,乙肝、乙型肝炎和病毒性乙型肝炎等都可作为关键词,若仅检索其中一个则会造成其余两个的漏检。

(2)分类语言:又称分类法系统,指按文献所属学科或专业,结合文献的内外特征,根据特定的分类体系而编制的检索系统。分类语言通过分类体系(分类号)使相同学科专业文献集中,提供从学科专业角度查找文献的途径。《中国图书馆图书分类法》(简称《中图法》)是最常用的分类法系统,它包含 5 个部类和 22 个基本大类。5个部类分别是马克思主义、列宁主义、毛泽东思想,哲学,自然科学,社会科学和综合性图书。22 个基本大类中 R 是医药、卫生类,护理学属于 R4 临床医学类。图 1-1 以 R 医药卫生大类为例介绍《中图法》第 5 版的逻辑体系。

2.按照语言是否规范,分为规范化语言和非规范化语言

(1)规范化语言:又称受控语言,对文献检索用语的概念进行了人工控制和规范。主题词是目前应用最广泛的规范化语言。

(2)非规范化语言:又称自然语言,对检索用语中的各种同义词、近义词、多义词、同形异义词等未加处理。关键词是最常用的非规范化语言。

模块三　文献检索的工具

文献检索工具是指用于报道、存储和查找文献的工具。它具有存储和检索两大职能。

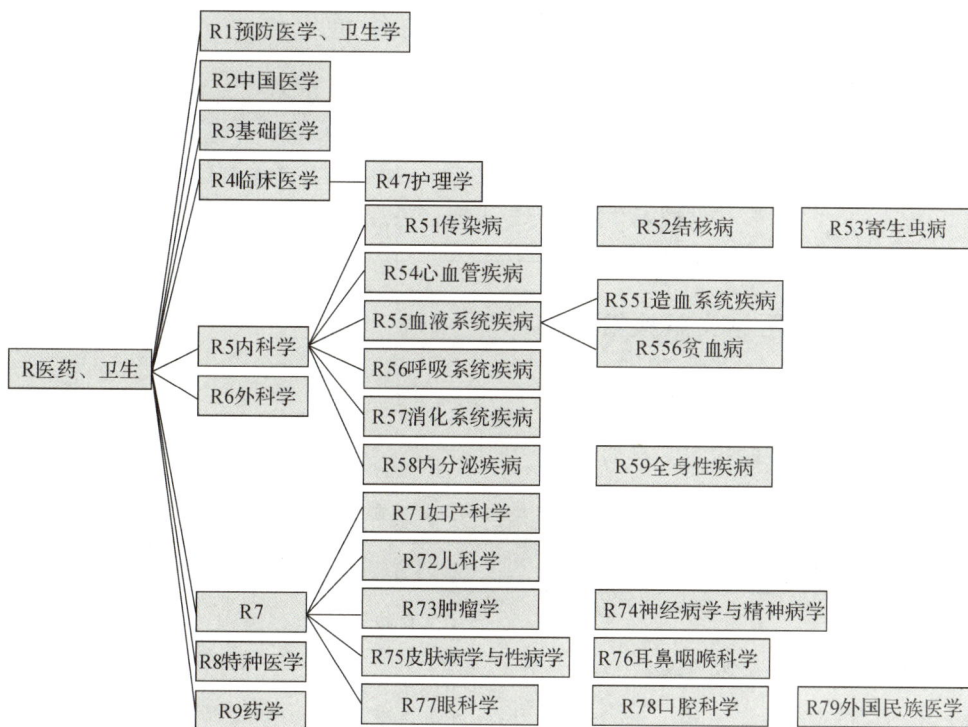

图 1-1　医药卫生大类

一、文献检索工具的分类

（一）按载体或出版方式划分

按载体或出版方式，文献检索工具可分为印刷型和机读型（表 1-4）。

表 1-4　按载体或出版方式分类

类型	特点	举例
印刷型检索工具	常用于手工检索	《中文科技资料目录》迄今为止共出版了 31 个分册，医药卫生分册是其中 1 个分册
机读型检索工具	①以计算机输入输出为手段的各种数据库 ②常用的有光盘检索系统和互联网搜索引擎	常用的中文光盘检索数据库有中文期刊数据库、中文科技期刊数据库、中国引文数据库等

（二）按出版形式划分

按出版形式，可分为期刊式、单卷式、附录式和卡片式，其中期刊式和单卷式应用较为广泛(表1-5)。

表 1-5　按出版形式分类

类型	特点	举例
期刊式检索工具	有固定刊名,长期、连续出版	《中文科技资料目录》、美国《医学索引》
单卷式检索工具	以某一专题为检索内容,可一期或不定期出版	《医学论文累积索引》

二、常用的医学文献检索工具

(一)综合类医学文献检索工具

综合类医学文献检索工具如表1-6所示。

表 1-6　综合类医学文献检索工具

工具类别	举例
中文综合类医学文献检索工具	《中文科技资料目录(医药卫生)》 《中国医学文摘》 《全国报刊索引(自然科学技术版)》 《国外医学》 《国外科技资料目录(医药卫生)》 万方数据知识服务平台(医药卫生) 维普中文科技期刊数据库 中国期刊全文数据库
外文综合类医学文献检索工具	《医学索引》(*Index Medicus*) 荷兰《医学文摘》(*Excerpta Medica*) 《日中医学杂志》(日文) 《医学文摘杂志》(俄文)

(二)特种文献检索工具

特种文献检索工具的分类如表1-7所示。

表 1-7　特种文献检索工具

工具类别	举例
中文学位论文检索工具	万方的中国学位论文全文数据库 中国知网(CNKI)的中国优秀博硕士学位论文全文数据库
中文会议论文检索工具	CNKI的国内外重要会议论文全文数据库 万方的中国学术会议论文文摘数据库

模块四　文献检索的途径、方法和步骤

一、文献检索的途径

在文献检索过程中，不同的检索工具有不同的检索途径，根据文献特征进行检索是最便捷的方法。文献特征主要有外表特征和内容特征两种。外表特征是指著者姓名、刊名、书名、特种书刊名及会议录名等；内容特征包括学科分类和文献主题等。

(一)根据文献的外表特征进行检索

1.题名途径

利用书刊等的名称查找文献，如《中华护理杂志》《护士进修杂志》《实用护理杂志》《护理研究》《中华医学杂志》《浙江医学》《解放军医学杂志》等，是文献检索最方便、快捷的途径，也是护理研究中最常使用的途径之一。

2.著者途径

利用文献的著者、编译者的姓名或机构团体名称查找文献，对于了解某一学科专家学者或机构团体的学术及科研发展动态具有较高的参考价值。国外几乎每一种检索工具都附有著者索引，国内对该索引编制宣传重视不够，用户不习惯从著者途径查找文献，但近来国内开始逐步重视该索引的编制。

> 在中国生物医学文献数据库中检索：(作者单位：衢州职业技术学院)and(作者：饶和平)，检索到30篇文献，其中第一作者14篇，论文主要研究方向为高职护理教育和传染病。

3.序号途径

序号途径即利用文献的各种序号编制而成的检索途径。许多文献都有自己的代码，如专利说明书有专利号，图书有国际标准书号(international standard book number，ISBN)等。

(二)根据文献的内容特征进行检索

1.分类途径

以文献内容在学科分类体系中的位置作为文献信息的检索途径，其检索标识是所需文献的分类号。例如，护理学在《中图法》中属于临床医学(R4)大类下的 R47。

检索《护士分层管理模式下母婴床旁护理的实践》一文,可按照如下程序进行检索:医药卫生(R)→临床医学(R4)→护理学(R47)→专科护理学(R473)→妇产科护理学(R473.71),在 R473.71 下属的文献中寻找该文。

2.主题途径

主题途径是利用文献内容的主题对文献进行检索的途径。以代表文献实质内容并经过规范化处理的名词或词组作为主题词。主题途径可将各学科的文献都集中于某一个主题词下,有助于确定某个主题在检索系统中的位置,还能对所获得的文献进行分析、比较。

3.关键词途径

关键词途径是将文献题目或内容中具有实质意义并能表达文献的主要内容、起关键作用的词或词组抽取出来作为关键词,并将其按字序编排而成的检索系统。关键词是一种没有规范化的自然语言,同一内容的文献可能会分散在不同的关键词下。因此,要查出某一内容的文献,需要把相关的各种可能的用词都列出来,分别进行查询。

关键词检索

妇科癌症患者主要照顾者生存质量的研究,涉及的关键词有:女(雌)性,生殖器肿瘤,生活质量,照顾者。

心理护理对肺癌患者围手术期康复的效果,涉及的关键词有:肺肿瘤,围手术期护理,心理护理。

4.分类主题途径

分类主题途径是分类和主题途径的结合,既汲取了分类和主题途径的优点,又弥补了各自的不足。

二、文献检索的方法

(一)常用法

常用法是指直接利用检索工具检索文献信息的方法,是文献检索中最常用的一种方法。它又分为顺查法、倒查法和抽查法。

1.顺查法

顺查法是以检索课题的起始年代为起点,按时间顺序由远及近地查找文献的方法。例如,已知某课题的起始时间,需要了解其发展全过程,就可以用顺查法从起始时间开始,逐渐向近期查找。该方法查全率和查准率高,误检率和漏检率低,但是费时费力,效率较低。

2.倒查法

倒查法与顺查法相反,是逆时间顺序,由近及远,从新到旧进行文献检索的方法。此法的重点放在近期文献上,可以最快地获得最新资料,多适用于新开课题,一般倒查1~5年。此法省时省力,工作量小,但查全率较低。

3.抽查法

抽查法指针对学科发展特点,选择发展迅速、发表论文较多的时间段,利用检索工具进行重点检索的方法。抽查法能在较短的时间内,获取较多文献,但前提是必须熟悉相应学科的发展。

(二)追溯法

追溯法是指利用已经掌握的文献(最好是综述文献)末尾所列的参考文献,进行追溯查找的方法。它可以在没有检索工具或检索工具不全的情况下,从查到的"引文"中再追溯查找"引文",像滚雪球一样,获得越来越多的内容相关文献。追溯法很适合用于检索专题性资料,但查全率较低,误检率和漏检率较高且文献比较陈旧。

(三)分段法

分段法又称综合法、交替法或循环法,是交替(循环)使用工具法与追溯法的一种方法。通常先利用检索工具查找到一批文献,再以这些文献末尾的参考文献为线索进行查找,如此循环进行,直到满足要求为止。分段法兼有常用法和追溯法的优点,可以获得较为全面且准确的文献,是实际中使用较多的方法。

三、文献检索的步骤

文献检索工作是一项实践性和经验性很强的工作。对不同的项目,可采取不同的检索策略。为了达到目标,应制订相应的检索计划,以指导整个检索过程,大致可分为以下几个步骤。

(一)进行主题分析

首先应对课题进行深入分析,确定主题概念。主题分析的内容应包括课题研究范围,涉及的主题概念,所涉及概念中的主要概念和次要概念、显性概念和隐性概念等。

一名护理研究者的选题为"青光眼患者生活质量及其影响因素的调查"。本课题的显性概念是青光眼、生活质量，隐性概念是视功能损害。最后分析出的主题概念是青光眼、生活质量和视功能损害。

(二)选择检索方法

根据课题的需求、时限以及检索条件等选择相应的检索方法,使检索更加省时、高效、全面。直接利用检索工具是最常用的检索方法;若检索工具相对短缺,则可采用分段法;如检索工具严重缺乏甚至没有,则更适合选用追溯法;如时间紧迫,也可采用倒查法或抽查法。

(三)选择检索工具

选择恰当的检索工具,是成功实施检索的关键。检索工具一定要依据课题的内容、性质、所属学科专业范围及其所收录的文献类型等进行选择。一般以专业性检索工具为主,综合型检索工具为辅。如果同时拥有机读数据库和刊物两种检索工具,应优先选择数据库,这样不但可以提高检索效率,而且还能提高查准率和查全率。

某医院为医护人员购置了中国生物医学文献数据库、中国期刊全文数据库。某科室的张护士长计划开展护理人力资源的相关研究。经过初步的检索,已经锁定了几篇文献,为了获得文献的全文,张护士长在检索时选择了收录期刊全文的中国期刊全文数据库。

(四)选择检索途径

根据主题分析结果或课题的已知条件确定按照文献的外部或内部特征进行检索。检索时应根据自己掌握的检索标志,选择最为便捷、高效的检索途径,同时也应注意各种检索途径的配合使用。

(五)查找文献线索

应用检索工具实施检索后,获得的检索结果即为文献线索。对文献线索进行整理并分析其相关程度以决定文献的取舍,最终获得所需文献。

(六)索取原始文献

文献线索提供的信息有限,如若需要,可利用文献线索中的信息,获取原文。获取原文的途径包括馆藏、馆际互借、向著者索取原文、网上全文传递服务、网上全文数据库、网上出版社等。

模块五　常用的护理文献资源介绍

一、《中文科技资料目录(医药卫生)》

《中文科技资料目录》(简称《中目》)是国内出版的大型专业文献检索刊物,医药卫生分册是其中一个分册。《中文科技资料目录(医药卫生)》由中国医学科学院医学信息研究所编辑、出版和发行的,是最常用的中文医学文献检索工具。该刊收录了国内医学及相关学科的期刊、汇编和学术会议资料等,以题录形式报道。该刊的检索途径有两种,即分类途径和主题途径。

(一)分类途径

分类途径又称分类表,就是依照分类法的分类体系从学科角度来查找文献。从分类途径来查找文献是一个传统的、非常重要的方法,是科技工作者普遍使用的方法。分类途径由分类号、类目名称和页码组成。以查找护理学的相关文献为例,检索步骤如下:①在本期学科分类类名索引中查找出护理学的学科分类号 R47;②查出 R47 所在正文中的页码;③在正文中查找所需文献题录;④根据题录内容索取原始文献。

(二)主题途径

主题途径是以主题词为检索标识,利用主题索引查找所需文献。在该途径中,每个主题词后均列有与其配对的副主题词,在主题词或副主题词后为相关文献的题录顺序号。检索步骤如下:①确定课题的主题词与副主题词;②在"主题索引首字字顺目次表"中找到主题词与副主题词,记录其下的题录顺序号;③根据题录顺序号在正文中查找所需文献题录;④根据题录内容索取原始文献。

二、《中国医学文摘:护理学》

《中国医学文摘:护理学》创刊于 1986 年,双月刊,由武汉市医学科学研究所出版,为《中国医学文摘》十七个分册之一。所收文献来自国内公开发行的护理杂志和医药学杂志及学报。检索途径有分类途径和主题途径。

三、中国生物医学文献数据库

中国生物医学文献数据库(China BioMedical Literature on disc,CBMdisc)是由中国医学科学院医学信息研究所推出的大型生物医学文献专业数据库,收录了自 1978 年以来千余种中国生物医学期刊、汇编、会议论文的文献题录和文摘,总计几百万篇文献,是国内最大、最有权威的中文生物医学文摘索引型数据库。

CBMdisc的著录内容既包括简单的题录信息也包括引文的摘要数据。全部题录均根据美国国立医学图书馆的《医学主题词表》及中国中医研究院图书情报研究所的《中医药学主题词表》进行了主题标引,并根据《中国图书资料分类法》进行了分类标引。CBMdisc有主题词表、分类表、期刊表、索引词表等多种辅助检索工具,可从主题词、关键词、刊名、著者等多种途径进行检索,还可进行截词检索及各种逻辑组配检索。

四、中文科技期刊数据库

中文科技期刊数据库源于隶属于科技部西南信息中心的维普咨询有限公司1989年开发的中文科技期刊篇名数据库。该数据库收录了1989年至今的万余种期刊,分三个版本(文摘版、全文版和引文版)和八个专辑(社会科学、医药卫生、工程技术、自然科学、农业科学、经济管理、教育科学、图书情报),可以通过关键词、刊名、作者、机构、文献、题目、分类号等途径检索。

五、中国期刊全文数据库

《中国期刊全文数据库》(Chinese Journal Full-text Database,CJFD)是连续动态更新的中文期刊全文数据库,它收录了国内公开出版的大量期刊论文,分为理工、农业科技、医药卫生科技等若干个专辑。根据期刊的内容与特点设置了篇名、关键词、摘要、作者、第一作者、作者机构、引文、分类号、基金、刊名、年、期等检索字段。

六、万方数据知识服务平台

万方数据知识服务平台(Wanfang Data Konwledge Service Platform)是在原万方数据资源系统的基础上,经过不断改进、创新而成的综合信息服务系统。它收录了中外学术期刊论文、学位论文、中外学术会议论文、标准、专利、科技成果、特种图书等各类信息资源,资源种类全、新、快,具有广泛的应用价值。此外,它还提供检索、多维知识浏览等多种信息揭示方式及知识脉络、查新咨询、论文相似性检测、引用通知等多元化增值服务。

七、清华同方数据库

清华同方数据库是目前世界最大的连续动态更新的中国期刊全文数据库,也是我国第一部集成化全文电子数据库,创建于1994年,目前已收录几千种核心与专业特色中英文期刊的全文,核心期刊收录率为100%。网上的数据每日更新,光盘数据每月更新。可以通过主题、题名、关键词、摘要、作者、机构、刊名、引文、全文、分类号等途径检索。

✎ 同步训练

[案例](1~2题共用题干)已知某论文发表于《中华护理杂志》2013年4月第4期,论文作者刘林。

1. 根据现有条件,可以采用哪些途径进行检索　　　　　　　　　　　　(　　)

A. 题名途径 　　　　　　　　　　　　B. 著者途径

C. 主题途径 　　　　　　　　　　　　D. 关键词途径

2. 利用工具检索论文《腹部外科手术后患者早期下床活动的研究进展》。根据该文章的参考文献,研究人员找到了题目为"Enhanced recovery in colorectal surgery:a multicentre study"的外文文献,请问研究人员运用了哪种文献检索方法　　　(　　)

A. 顺查法 　　　　　　　　　　　　　B. 倒查法

C. 追溯法 　　　　　　　　　　　　　D. 分段法

3. 眼科的李护士正在攻读护理硕士学位,在撰写学位论文之前,李护士计划先查阅一些优秀的硕博士论文,为自己撰写硕士论文奠定基础,请为李护士选择一个合适的数据库　　　　　　　　　　　　　　　　　　　　　　　　　　　　　(　　)

A. 万方数据知识服务平台 　　　　　　B. 中国医学文摘:护理学

C. 中国期刊全文数据库 　　　　　　　D. 中国生物医学文献数据库

4. 已知论文题目为"产后瑜伽操对产后盆底肌张力恢复的影响",请列出该文章的中图分类号　　　　　　　　　　　　　　　　　　　　　　　　　　　　(　　)

A. R472 　　　　　　　　　　　　　　B. R473

C. R473.7 　　　　　　　　　　　　　D. R471.7

(胡苏珍,吴建芬)

第四节　护理研究设计

1.理解常用的实验性研究和类实验性研究的设计要点及适用范围。

2.熟悉护理研究设计的主要内容及常用类型;熟悉实验性研究和类实验性研究的特点。

3.了解护理研究设计的概念。

研究设计是指科研人员选择合理的设计方案,用以指导整个研究过程。通过研究设计使抽象的研究目的具体化,形成具体的研究方案,指导整个研究工作科学、有序地进行,并最终完成研究目的。研究设计是制订整个研究工作的总体方案,可保证研究准确高效地运行。

任务导入

研究设计是护理科研工作的重要环节,严谨科学的研究设计是保证研究成功的关键因素,因此每位护理科研人员都应具备研究设计的能力。

模块一　研究设计的主要内容

一、确定研究对象

科研工作中的研究对象称为样本,它是总体的代表。

科研工作中的研究资料均来自研究对象,即样本。因此,样本必须按设计规定的条件严格选择。样本选择的注意事项有以下几点:①严格规定总体的条件;②按随机原则选取样本,使其具有代表性;③有足够的样本量,样本量过少则不具代表性,而样本量过大则不易控制试验条件,易产生误差。

二、设对照组

在护理研究过程中,研究对象的年龄、性别、病情、病种、心理以及试验的方法、仪器等因素都可能会对研究结果造成影响。为排除与研究无关的干扰因素的影响,使研究结果具有可比性,应根据课题需要设置对照组,合理的对照是研究设计的重要原则之一。在试验组和对照组的设置过程中,凡是与试验无关的因素,两组应保持基本一致,以提高研究结果的可比性。常用的对照方法有自身对照、组间对照和配对对照等。

三、随机分组

随机分组是指总体的每一个观察单位都有同等的机会被选入样本中,并有同等的机会进行分组。随机分组的目的是均衡干扰因素的影响,使试验组和对照组具有可比性,避免主观安排带来的偏性,保证研究结果准确可靠。随机抽样方法有抛硬币法、抽签法、随机数字表、分层随机法等。

四、观察指标

指标是在研究中用来反映或说明研究目的的一种现象标志,通过指标所取得的客观资料,可以归纳出研究结果。如研究某教学方法对"外科护理学"学习效果的影响,"外科护理学"的考试成绩就是重要的观察指标之一。在研究设计过程中,所选择的观察指标应满足下列要求:能达到预期目的,能如实反映研究设计的目的,能使观察者从中获得准确的结果和科学的判断。

五、确认变量

变量是指研究工作中所遇到的各种因素,也称研究因素,具有变异性。变量是可以观察和测量的,如血糖、血压、体重等。研究中常见的变量包括自变量、因变量和外变量。

研究
变量

(一)自变量

自变量是指能够影响研究目的的主要因素。它不受结果的影响,却可产生结果或影响结果,是科研假设中的原因。

(二)因变量

因变量指科研的目的随自变量改变而改变,也可受其他因素的影响,是科研假设中的"结果"。

(三)外变量

外变量即干扰变量或干扰因素,指某些能干扰研究结果的因素,在科研设计中应尽量排除。如研究健康宣教对产后乳腺炎发生率的影响时,产妇的遵医行为、喂养方式等都是干扰因素。

模块二　护理研究设计的类型

一、实验性研究和非实验性研究

按研究设计内容不同可分为实验性研究和非实验性研究(表 1-8)。

表 1-8　实验性研究和非实验性研究

类型	特点	举例
实验性研究	①应具备干预、设立对照和随机化三大特点,如存在干预,但未能做到随机化或未设立对照,则称为类实验性研究 ②能较为准确地解释自变量和因变量间的因果关系,科学性和客观性好	3 种敷贴在儿科中心静脉维护中的效果与成本比较:将某一时间段内的 61 例患儿随机分为 A、B、C 3 组,分别采用 3 种不同的敷贴,评估穿刺部位感染等指标的发生率
非实验性研究	①研究在自然状态下进行,对研究对象不施加任何干预和处理 ②简便易行,适合对所研究问题了解不多或研究问题较为复杂时选用	高职护理专业学生实习成绩与临床学习环境的分析:用方便抽样法选取样本,用临床学习环境(氛围)评价量表等进行测评,并对结果进行分析

二、量性研究和质性研究

按研究性质不同可分为量性研究和质性研究(表 1-9)。

表 1-9　量性研究和质性研究

类型	特点	举例
量性研究	通过数字资料来研究现象,是一种计量研究方法	浙江省社区护士继续教育现状及需求调查分析:用便利抽样法,自设问卷对若干名社区护士进行问卷调查
质性研究	从实际观察资料的研究中发现共性问题,是探索性和叙述性研究,可借此建立新模式,发展新理论	澳门地区待产阶段准父亲的体验及其护理需求的质性研究:采取半结构式深度访谈法,通过现场录音收集若干名准父亲在待产期间的真实体验,并以内容分析法对资料进行整理及分析

三、回顾性研究和前瞻性研究

回顾性研究和前瞻性研究如表 1-10 所示。

表 1-10　回顾性研究和前瞻性研究

类型	特点	举例
回顾性研究	运用现有的资料进行分析和总结的一种方法,是"由果找因"的研究	探讨肝癌患者术后谵妄的相关因素及护理对策:回顾分析某科室在某时间段内出现术后谵妄的肝癌患者,总结术后谵妄发生的高危因素,并制订应对方案和实施护理干预
前瞻性研究	对已存在差异的两组或两组以上的研究对象,在一定时间内,追踪调查其反应结果,并进行比较分析的研究方法,是"由因索果"的研究	吸烟与 2 型糖尿病发生风险关系前瞻性研究:选取若干名吸烟患者,追踪随访 20 年后 2 型糖尿病的患病情况,分析不同吸烟状态与 2 型糖尿病的关系

四、流行病学研究方法

流行病学研究方法是研究人群中疾病与健康状况的分布及其影响因素,以及防治疾病、促进健康的策略和措施的科学方法。

模块三　实验性研究

实验性研究又称干预性研究,是研究者通过随机分组,设立对照,控制或干预某些因素的研究方法。实验性研究的研究对象既可以是社区人群,也可以是医院患者。

一、实验性研究的特点

为确保研究结果的真实性、准确性和可靠性,实验性研究必须具备以下三个特点。

1. 干预

干预又称操作,是研究人员根据研究目的人为施加的因素,多作为研究的自变量,其引起的结果则是因变量。干预是实验性研究和非实验性研究最本质的区别。

　　　同伴教育对永久性结肠造口患者术后早期社会心理适应的影响
　　在该研究中,同伴教育是干预措施,也是该研究的自变量。早期社会心理适应是研究的因变量。
　　　　　技能训练对成人低视力患者自我效能和生活质量的影响
　　该研究中,自我管理式综合技能训练是干预措施,是自变量。自我效能和生活质量是因变量。

2.设立对照

对照是指将条件与诊断方法一致的研究对象分为对照组和试验组,试验组接受与对照组不一样的措施,最后将两组所得结果进行比较。设立对照的目的是排除干扰因素的影响。所设置对照的多少应根据研究需要而定,但实验性研究应至少设有一个对照组。

在选择对照组时,应使对照组和试验组的基本条件一致或均衡,对某些研究特征的易感性和机会性具有可比性,其检查方法和诊断标准一致,且在研究中应受到同等程度的重视。

护理研究中常用的对照类型有组间对照、自身对照和历史性对照。

(1)组间对照:将研究对象分为试验组和对照组,试验组采用新的干预措施或在常规方法基础上加新方法,而对照组只采用常规方法,最后将两组结果进行比较。

> 基于跨理论模型的健康教育对心力衰竭患者自我护理行为的影响
>
> 该研究将100例心内科住院的心力衰竭患者为研究对象,用随机数字表法将患者分为试验组和对照组各50例,试验组在常规护理的基础上进行干预,对照组患者给予心内科常规健康教育,选用心力衰竭患者自护行为量表等进行两组比较,以评价干预的效果。
>
> 放松训练对肺癌患者围手术期康复的效果
>
> 选取100例肺癌围手术期患者按病区分为试验组和对照组各50名,两组均采取常规护理,试验组在常规护理的基础上对围手术各期进行放松训练。两组分别于术后5～7d对焦虑、疼痛等进行评定。

(2)自身对照:研究对象自身在干预前、后两个阶段,分别使用不同的干预措施,并对干预效果进行比较,即对照组和试验组的数据来自同一组样本。自身对照消除了研究对象自身各种因素的影响,而且节省了样本量。在护理研究中常选用自身试验前后对照设计。

> 听觉分散干预对血液透析患者内瘘穿刺疼痛的影响
>
> 选取采用自体动静脉内瘘为血管通路的血液透析患者为研究对象,每例患者穿刺20次,在穿刺时将常规干预法及听觉分散干预法交替进行,测定每次穿刺的疼痛程度,并将两种干预法进行比较。

> **透析液温度对血液透析患者舒适状况的影响**
>
> 在本研究中,选取符合条件患者 20 例,遵医嘱设定透析液温度进行透析,患者透析前实测体温设定为 T,透析液温度分别设定为:$T+1.0℃$,$T+0.5℃$,$T-0.5℃$,$T-1.0℃$。每次透析时均连续监测血压、心悸等变化,同时用舒适度量表评估患者的舒适度。

(3)历史性对照:将新的干预措施所得的结果与过去的同类研究进行比较,是一种非随机、非同期的对照研究。历史性对照的资料可来自医院病历或文献,易于被患者接受,且节约时间和经费。但是病历或文献可能存在记载不全或资料残缺的情况,且护理技术在不断进步,这些都可造成研究结果的不准确。

> **经尿道前列腺切除术患者临床护理路径的实施与效果观察**
>
> 为探讨经尿道前列腺切除术患者临床护理路径的应用效果,研究人员采用历史性对照方法,将研究对象分为对照组和临床路径组,每组各 100 例。对照组采用常规护理方法,临床路径组按照临床路径方式实行管理。观察两组研究对象的住院时间、医疗费用、健康知识掌握情况、满意度等指标。结果显示:临床路径组与对照组比较,住院时间、术后禁食时间、术后卧床时间、留置尿管时间、膀胱冲洗时间、抗生素使用时间明显缩短,医疗费用明显减少,健康知识掌握情况及满意度明显提高。
>
> **消毒供应中心(室)人力资源配置与使用的研究**
>
> 研究人员采用历史性对照方法探讨消毒供应中心(室)的人力资源配置,以降低成本。对照组采用改革前消毒供应中心的人力资源结构,实验组采用培训后的技术工人为主的人力资源结构,比较两组不同人力资源结构的用人成本、工作质量及科室对消毒供应中心的满意度。结果显示实验组用人成本明显降低。结论:消毒供应中心人力资源结构实行以技术工人为主,护士为辅的模式,可降低用人成本,保证工作质量。

3.随机化

随机化是护理研究设计的重要方法和基本原则之一,它有两层含义,即随机抽样和随机分组。①随机抽样:从目标人群中选取研究对象时,应符合随机抽样的原则,使每一个观察单位都有同等的机会被选为研究对象。②随机分组:在随机抽样的基础上使每个研究对象都有同等的概率被分到试验组和对照组。其目的是使样本中的个体有同等的机会进入试验组和对照组。随机化可避免在选择和分配研究对象时可能出现的偏差,使试验组和对照组能在均衡的条件下进行比较,保证研究结果的准确性。

二、常用的实验性研究设计

(一)实验前后对照设计

1. 设计要点

将研究对象随机分为试验组和对照组,试验组给予干预性措施,对照组不给予干预性措施,比较分析两组测量结果的差异,从而得出自变量对应变量的影响(图1-2)。

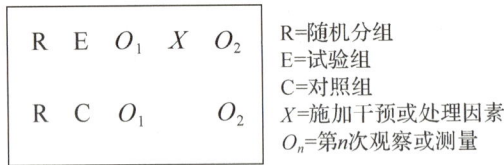

$$R \quad E \quad O_1 \quad X \quad O_2$$
$$R \quad C \quad O_1 \quad \quad O_2$$

R=随机分组
E=试验组
C=对照组
X=施加干预或处理因素
O_n=第 n 次观察或测量

图 1-2 实验前后对照设计

2. 适用范围

在常用的护理研究方法中,实验前后对照设计是目前公认的标准研究方法,其偏倚性小,论证强度大,所得结论可靠性高。但由于对照组的研究对象不能够得到新的治疗或护理方法,再加上实施过程较为复杂,给实验前后对照设计的推广带来了一定的困难。实验前后对照设计多应用于以下几个领域。

(1)临床护理或预防性研究:探讨、比较某种新的护理措施对疾病的预防和康复的效果。

(2)病因研究:当所研究的因素被证明确实对人体没有危害,但不排除与疾病的发生有关时,可以运用此方法。

3. 研究设计举例

心理干预对乳腺癌术后患者情绪和生存质量的影响

采用实验前后对照设计,通过随机化原则(R)将100名乳腺癌患者分为试验组(E组)和对照组(C组),E组给予心理干预(X),C组不给予心理干预。比较心理干预前后研究对象的生存质量(O_1,O_2)。结果表明:心理干预可提高乳腺癌术后患者生存质量。

(二)单纯实验后对照设计

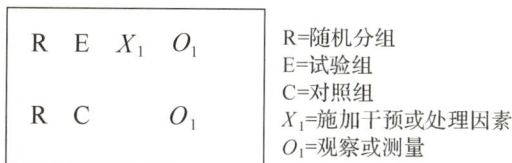

1.设计要点

将研究对象随机分为试验组和对照组,只有试验组给予干预性措施,然后观察或测量所研究的应变量,比较分析两组测量结果的差异(图 1-3)。

$$
\begin{array}{lccc}
R & E & X_1 & O_1 \\
R & C & & O_1
\end{array}
$$

R=随机分组
E=试验组
C=对照组
X_1=施加干预或处理因素
O_1=观察或测量

图 1-3　单纯实验后对照设计

2.适用范围

适用于无法进行前后比较的研究。

3.研究设计举例

研究信息支持对全喉切除术后患者焦虑的影响

选择喉癌需进行全喉切除患者 30 例,随机分为试验组(E 组)和对照组(C 组),两组均按照常规进行护理,但 E 组从住院当日开始给予信息支持(X)直至手术当天,C 组不给予。比较两组患者术后焦虑程度。

(三)随机临床实验研究设计

1.设计要点

将研究对象随机分为试验组和对照组,观察或测量所研究的应变量,然后给予各组不同的干预措施,再次观察或测量所研究的应变量,比较分析两组测量结果的差异(图 1-4)。

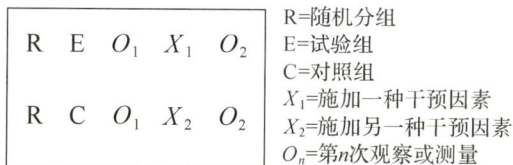

$$
\begin{array}{lcccc}
R & E & O_1 & X_1 & O_2 \\
R & C & O_1 & X_2 & O_2
\end{array}
$$

R=随机分组
E=试验组
C=对照组
X_1=施加一种干预因素
X_2=施加另一种干预因素
O_n=第 n 次观察或测量

图 1-4　随机临床实验研究设计

2. 适用范围

该设计有较好的可比性而能有效地控制偏倚,但是比较费时、费力。其适用范围与实验前后对照设计相似。

3. 研究设计举例

渐进式增加时间在新生儿游泳中的应用

采用随机临床实验研究方法,选择正常足月新生儿 138 例,其中 70 例为试验组(E 组)渐进式增加新生儿游泳时间(X_1),68 例为对照组(C 组)常规游泳 15min(X_2),观察两组新生儿游泳前后的平均睡眠时间与体重的变化(O_1,O_2)。

三、实验性研究设计优点和局限性

(一)优点

实验性研究能准确地解释自变量和因变量之间的因果关系,是检验因果假设最有说服力的一种研究设计,较好地反映了研究的科学性和客观性。

(二)局限性

实验性研究在护理领域的应用普遍性较差,具体表现在:①实验性研究需要严格地控制干扰变量,但是护理研究的对象大多是人,很难做到有效地控制;②出于伦理等方面的考虑,很难完全做到随机分组;③实际研究过程中,很难找到完全相等的对照组。

模块四　类实验性研究

类实验性研究又称半实验性研究,其在设计时一定有对研究对象的护理干预内容,但可能无法做到按随机原则分组或没有设立对照组,或以上两个条件都不具备。类实验性研究结果对因果关系的论述虽然不如实验性研究的可信度高,但其研究结果也能说明一定的问题。护理研究多涉及人,很难做到完全地随机,完全的实验性研究实施起来较为困难,类实验性研究相对较为实用。因此,类实验性研究在护理研究中应用较为广泛。

一、常用的类实验性研究设计

(一)无相等对照组设计

1. 设计要点

无相等对照组设计又名非随机同期对照试验。根据标准选择合格的、愿意参加的研究对象,按照非随机的方法将其分为试验组和对照组,施予不同的干预措施,然后观察、比较其结果(图 1-5)。

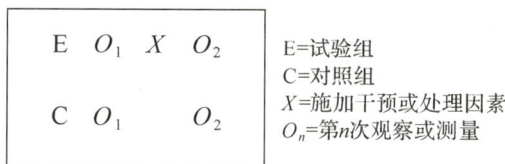

$$
\begin{array}{cccc}
E & O_1 & X & O_2 \\
C & O_1 & & O_2
\end{array}
$$

E=试验组
C=对照组
X=施加干预或处理因素
O_n=第n次观察或测量

图 1-5　无相等对照组设计

2. 适用范围

无相等对照组设计中,研究对象的分组不能完全按照随机的原则进行,往往是一种自然存在的状态,常用于比较不同干预措施的效果。如研究某种护理措施的效果,可将甲医院的住院患者作为试验组,乙医院的住院患者作为对照组来进行研究。

该设计方法操作简单,易掌握,能在短时间内获得较多的样本,可操作性强,在护理研究中较为常用。但由于分组不是随机的,试验组和对照组的可比性较差,会影响研究结果的说服力和可信度。

3. 研究设计举例

> 研究某护理措施对降低神经内科长期卧床患者肺部感染发生率的影响
>
> 选择 A 医院神经内科脑卒中后长期卧床患者作为试验组(E 组),B 医院神经内科脑卒中后长期卧床患者作为对照组(C 组)。E 组在常规护理的基础上采用该护理措施(X),C 组仅进行常规护理。在观察一段时间后,收集各组患者肺部感染的发生率并进行比较。

(二)自身实验前后对照设计

1. 设计要点

同一研究对象接受前、后两个阶段两种不同的处理措施,然后再比较两个阶段的效果。因为前、后两个阶段的研究对象是同一个体,所以两个阶段不需要再分层,但两个阶段的观察时长必须相等(图 1-6)。

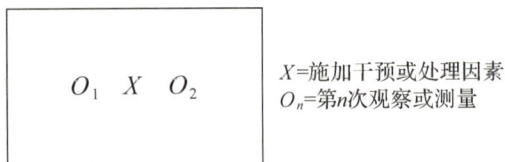

$$O_1 \quad X \quad O_2$$

X=施加干预或处理因素
O_n=第n次观察或测量

图 1-6　自身实验前后对照设计

2.适用范围

本研究设计是前瞻性的,主要适用于慢性复发性疾病的研究,因为慢性复发性疾病才会有机会使每个研究对象接受前后两种不同的措施。

本设计方法是研究对象前、后两个阶段的比较,可以排除个体差异而不需要分层,所需的样本量小,统计效率高,代表性好,结果可靠。此外,每个研究对象都有接受新护理措施或治疗方法的机会,符合伦理原则。但是,两个阶段的观察期不宜过长,否则可能两阶段的病情不一致,使可比性降低。两阶段间最好有一个"洗脱期",从而尽可能地避免第一阶段措施的影响。"洗脱期"长短的估计原则是,第二阶段开始时,研究对象的一些重要指征应同第一阶段开始时相同或尽可能相似。

3.研究设计举例

> 研究职业认知教育对妇产科护士工作倦怠和心理健康的影响
>
> 选取在 A 医院妇产科工作并符合入选标准的女性临床护士 30 例,组织护理学专家及心理咨询师对该 30 名护士进行职业认知教育培训。职业认知教育前和教育后,课题研究人员对 30 名护士采用症状自评量表和工作倦怠量表进行测评,并对所得数据进行比较分析。结果表明:教育后,护士职业倦怠评定结果明显好于教育前;临床护士在躯体化、强迫、人际关系、抑郁、焦虑、恐怖、敌对等因子评分上明显低于教育前。

二、类实验性研究的优点和局限性

(一)优点

类实验性研究在人群中实施干预性研究的可行性高,同实验性研究相比,在护理研究领域具有更高的实用性。

(二)局限性

由于类实验性研究不能做到完全随机,干扰因素不能被均衡地分布在试验组和对照组中,效果的判断很难完全归因于干预措施,所以类实验性研究结果的可信度不如实验性研究结果高。

模块五　非实验性研究

非实验性研究是指研究设计内容对研究对象不施加任何护理干预和处理的研究方法。该研究常在完全自然状态下进行,适用于对所研究问题了解不多或研究问题较复杂的情况。非实验性研究的结果不能解释因果关系,但却是实验性研究的重要基础。

非实验性研究一般分为描述性研究、相关性研究和分析性研究三种类型。

一、描述性研究

描述性研究是利用已有的资料或对特殊调查的资料进行整理归纳,把疾病或健康状态和暴露因素的分布情况真实地描述出来,并通过比较分析,提出致病因素的假说和进一步研究的方向。描述性研究是护理领域应用最多的一种研究方法,可分为现况调查和纵向研究。

(一)现况调查

现况调查又名横断面研究。在特定的时间内,通过调查的方法,对特定人群中某疾病的患病情况进行调查,分析该疾病的患病率以及疾病与某些因素间的关系。现况调查多用于病程长而发病率高的疾病,是护理描述性研究中最常用的一种方法。

1.现况调查的用途

①描述某种疾病或健康状态在特定时间、特定人群中的分布;②描述某些因素与疾病间的关系,为建立病因假设提供依据;③研究医疗与护理措施的效果;④了解人群的健康水平;⑤开展疾病监测,以达到早期发现、早期诊断、早期治疗的目的。

2.现况调查的类型

现况调查可分为普查和抽样调查两种类型(表 1-11)。

表 1-11　现况调查的类型

类型	定义	用途	优点	局限性
普查	在特定的时间内对特定范围内的人群进行全面调查	①在人群中早期发现病例 ②了解疾病分布 ③了解人群健康水平	①能发现人群中的全部病例 ②能普及医学知识 ③能全面了解疾病的分布和特征	①易遗漏,造成偏倚 ②不适用于发病率低以及诊断方法复杂的疾病

续 表

类型	定义	用途	优点	局限性
抽样调查	从总体中随机抽取一定数量具有代表性的观察单位组成样本进行调查,用样本信息估计人群的患病率或某种特征	了解疾病的分布规律或流行水平	花费少、覆盖面大、速度快、正确性高	①设计、实施以及资料的分析过程较为复杂 ②不适用于发病率低的疾病

3.现况调查举例

(1)普查

江门市郊区妇女常见病普查结果分析

为了解江门市郊区已婚育龄妇女常见疾病发病情况,研究人员对2011年3—11月期间居住在江门市郊区的11672例已婚妇女进行了妇科、白带、宫颈刮片脱落细胞及乳腺(包括触诊和乳腺B超)检查,并对普查结果进行了统计分析,为制定干预措施提供依据。

珠海市2008—2012年新生儿疾病筛查结果的问题与对策研究

研究人员选取珠海市2008—2012年间出生的全部122479例新生儿作为研究对象,对其进行了新生儿甲状腺功能减退症、苯丙酮尿症以及葡萄糖-6-磷酸脱氢酶缺乏症3种新生儿先天性疾病与遗传病的筛查,对结果进行总结与分析并提出解决对策。

(2)抽样调查

阶段性改变模式在高血压患者戒烟中的效果研究

研究目的:探讨阶段性改变模式在帮助高血压患者戒烟中的效果。

研究方法:研究的总体是所有吸烟或曾吸烟的高血压患者。该研究采用方便取样的方法,以89例吸烟或曾吸烟的高血压患者作为研究对象,将其随机分为干预组(44例)和对照组(45例)。

研究内容:干预组住院时及出院后1周接受基于阶段性改变模式的戒烟干预措施,对照组则接受常规戒烟教育。出院后1～3个月比较两组之间吸烟改变阶段、每日吸烟数、血压的差别。

上海市 3 个社区的中老年女性压力性尿失禁患病现状及生活质量分析

为了解上海市社区的中老年女性压力性尿失禁患病情况和生活质量,分析各自的影响因素,研究人员在上海市 3 个社区采用系统整群抽样方法,抽取 40 岁及以上女性 1500 名进行尿失禁筛查,对筛查得到的 307 例样本,用国际尿失禁咨询委员会尿失禁问卷、尿失禁生活质量量表进行调查并对结果进行分析。

(二)纵向研究

纵向研究又名随访研究,是指对某一特定人群进行定期随访,观察疾病或某种特征在该人群及个体中的动态变化的研究。随访的间隔可根据研究设计确定,可短至几天、几周,也可长至一年甚至十几年等。通过纵向研究,可全面了解疾病的发展和结局,认识疾病的自然发展史及其影响因素。

妇科癌症患者主要照顾者生存质量的纵向研究

为调查妇科癌症患者主要照顾者的生存质量及其动态变化,研究人员用癌症患者照顾者生存质量调查表、患者体力状态等级评分量表和多维感知社会支持量表等量表对 132 例妇科癌症患者的主要照顾者进行了 4 次问卷调查。调查时间分别为患者手术后、第 1 次化疗后、第 2 次化疗后及第 3 次化疗后。结果显示:妇科癌症患者主要照顾者的生存质量与疾病信息认知程度、社会支持程度、患者体力状态等级评分、家庭经济负担独立程度相关;社会支持状况则总体偏低。

脑卒中患者疾病不确定感与社会支持的纵向研究

为了解脑卒中患者疾病不确定感和社会支持状况,分析其纵向变化趋势,研究人员采用疾病不确定感量表和领悟社会支持量表对 86 例脑卒中患者于出院前、出院后 1 个月、3 个月和 6 个月分别进行了调查。结果显示:患者疾病不确定感在出院前及出院后 1 个月最高,出院后 3 个月、6 个月则有所下降;领悟社会支持在出院前最低,出院后随时间的推移呈上升趋势。为此,研究人员提出应加强对脑卒中患者的健康教育和心理支持,以提高其社会支持水平,降低疾病不确定感,促进身心健康。

二、相关性研究

相关性研究是探索各变量之间的关系或有无关系的研究,研究过程中没有任何人为的施加因素。与描述性研究相比,相关性研究有明确的观察变量,因此有更多的"探究原因"的作用。

三、分析性研究

分析性研究是在自然状态下,对两种或两种以上不同的事物、行为、现象或人群的异同进行比较的研究方法。分析性研究与描述性研究一样,均无任何人为的施加因素,完全是在自然状态下进行的。但描述性研究是对一种现象的描述,而分析性研究则是针对已经存在差异的两种或两种以上的人、事或现象进行分析、比较的研究方法。

分析性研究可分为队列研究和病例对照研究两种类型。

(一)队列研究

队列研究属于前瞻性研究,是指观察目前存在差异的两组或两组以上的研究对象在自然状态下持续若干时间后的情况。

1. 队列研究的方法

从同一个人群中选择暴露组和对照组两个群组。其中暴露组具备某种特征(如某种生理特征或某种生活方式)或某一可疑的致病因素(如长期食用腌制食物),该特征或致病因素被怀疑与所研究疾病的发生有关。除暴露因素外,暴露组和对照组的其他条件基本一致。追踪观察一段时期后,分析两个群组该疾病的发生率或死亡率并进行比较,据此来判断该因素或特征与疾病间的关系。

干预因素

2. 队列研究的特点

①根据暴露因素的有无来确定群组的划分;②暴露因素不是人为施加的,而是客观存在的;③研究方向是纵向的、前瞻性的,即由因及果的研究;④可直接计算发病率,并据此评价暴露因素与疾病的关系。队列研究多适用于检验一种暴露与多种结果之间的关联或评价预防和治疗的效果。

3. 队列研究的优点和局限性

(1)优点:①检验病因假说的说服力强;②可同时调查多种疾病与一种暴露之间的关联。

(2)局限性:①耗费大量的人力、物力和时间;②不适用于少见病的研究。

家庭心理干预对首发精神分裂症患者服药依从性的3年随访对照研究

为比较单纯使用抗精神病药与用药结合家庭心理干预(包括健康教育、家庭干预、认知行为治疗及技能训练)对首发精神分裂症患者服药依从性的影响,研究人员采用前瞻性队列研究,将120例符合条件的研究对象随机分为对照组(单纯药物治疗组)和干预组(药物结合家庭心理干预组),每组各60例,随访3年。采用服药依从率、疾病复发率、再入院率、自知力与治疗态度问卷和社会功能缺陷筛选量表等作为评价指标。研究表明,抗精神病药物结合家庭心理干预治疗首发精神分裂症能提高患者的服药依从性和自制力,预防疾病复发,减少再入院率,改善患者生活质量。

可及和连贯服务对多囊卵巢综合征患者心理状态的影响

选择2009年11月—2012年6月在某院门诊首次诊断为多囊卵巢综合征的86名患者进行前瞻性队列研究。按随诊方法不同分为常规随访组和可及和连贯服务组各43人。在入组后使用Derogatis编制的90项症状自评量表进行心理状态评估,前瞻随访3个月,3个月后再次进行心理评估。

(二)病例对照研究

病例对照研究是指通过调查回顾两组研究对象过去对某个因素或防治措施的暴露情况,比较两组间暴露率或暴露水平的差异,以研究该疾病与此因素或某项防治措施的关系的方法。

1.病例对照研究的用途

病例对照研究是一种回顾性研究,是从果查因的研究方法,多用于研究发病危险因素,尤其适合罕见病和潜伏期长的疾病的病因研究。

2.病例对照研究的优点和局限性

(1)优点:①只需少量的研究对象,省时省力;②一次研究可探索多个可疑因素。
(2)局限性:①对照组的选择较困难;②较难控制选择性偏倚和回忆偏倚。

维持性血液透析患者治疗依从性影响因素病例对照研究

研究选择了2006年6月至2011年12月在某医院就诊的170例血液透析患者作为研究对象,采用回顾性分析患者临床资料的方法,根据维持性血液透析依从性判断标准,筛选依从性差的50例患者作为观察组,依从性好的120例患者作为对照组,对影响其治疗依从性的相关因素进行多因素Logistic回归分析。

健康行为对原发性高血压患者脑卒中发病影响的病例对照研究

采用方便抽样法,选取A、B两家三甲医院2010年9月至2011年2月间就诊的符合条件的原发性高血压首次并发脑卒中的100例患者作为病例组,选取同等级的C医院符合条件的原发性高血压患者100例作为对照组,采用一般资料调查问卷和健康促进生活方式量表Ⅱ进行问卷调查并对结果进行分析。

✎同步训练

[案例1](1~2题共用题干)颈部肿胀是颈部手术后较为常见的并发症之一。若术后出现颈部肿胀,不仅会影响恢复,还可能威胁患者生命。研究人员欲探索术后进行颈前冰敷对预防颈部肿胀的效果。研究设计如下:在2012年5月至2013年5月在A医院普外科进行甲状腺手术的患者中,随机抽取的150例组成试验组,同法选取B医院普外科的150例甲状腺手术患者组成对照组。试验组患者术后除常规护理外,由责任护士给予冰敷,对照组患者进行术后常规护理,不冰敷。比较两组患者颈部肿胀的发生情况。两组患者在一般资料、病种、术前准备、手术方式即术后引流方式等方面均无显著性差异。

1.该研究设计类型是什么 （　　）

A.实验前后对照设计　　　　　　　　B.单纯实验后对照设计

C.随机临床实验研究设计　　　　　　D.无相等对照组设计

2.该设计存在哪方面问题 （　　）

A.试验组和对照组缺乏可比性　　　　B.样本量不够

C.不符合伦理原则　　　　　　　　　D.设计合理,不存在明显问题

[3~7题]请为下列护理研究选题选择合适的研究设计。

3.了解先天性青光眼患儿母亲看护期间的心理体验和需求 （　　）

A.质性研究　　　　　　　　　　　　B.普查

C.单纯实验后对照设计　　　　　　　D.病例对照研究

4.了解某地区临床带教老师参与教学技能培训的现状 （　　）

A.质性研究　　　　　　　　　　　　B.普查

C.抽样调查　　　　　　　　　　　　D.实验前后对照设计

5.研究自我管理对慢性阻塞性肺部疾患者自我效能和生活质量的影响（　　）

A.质性研究　　　　　　　　　　　　B.实验前后对照设计

C.单纯实验后对照设计　　　　　　　D.病例对照研究

6.研究网络互动式健康教育对慢性阻塞性肺部疾患患者生存质量的影响（　　）

A.质性研究　　　　　　　　　　B.实验前后对照设计

C.单纯实验后对照设计　　　　　　D.病例对照研究

7.研究 3 种敷贴在儿科中心静脉维护中的效果　　　　　　　（　　）

A.质性研究　　　　　　　　　　B.实验前后对照设计

C.单纯实验后对照设计　　　　　　D.病例对照研究

（胡苏珍）

第五节　护理研究样本

学习要点 ▶

1.理解与抽样有关的概念。

2.熟悉抽样的方法和注意事项。

3.估计样本含量。

护理研究对象的选择从理论上讲是研究某种现象和疾病的全部病例最为理想，可以取得全面、完整的资料，避免抽样误差。可事实上，是不太可能进行全面调查的。即使可以取得全面资料，也会因为工作量大而产生误差。而且所获得的总体在一定层次上仍然是一个有限的总体。例如在一个县（市、区）范围内某种疾病的全部病例，对省（区、市）而言也只是一个样本。

任务导入 ▶

护理研究过程中常常需要运用抽样技术确定研究样本，这是护理研究的基础。那么研究样本如何抽取，样本如何确定，抽样的步骤与方法怎么选择等一系列问题就摆在护理研究者面前，这些也是本节要研究探索的课题。

模块一　与抽样有关的概念

要做好护理研究中的抽样工作，必须要了解研究对象、样本及抽样的原则等相关的基本概念。

一、总体

(一)总体

根据研究目的而确定的同质观察单位的全体称为总体(population)。总体的范围随研究目的的不同而改变。它们的同质基础是指影响条件和背景相同,一般是指同一地区、同一年份的同一群人。

如研究血竭胶囊配合红外线治疗中风后褥疮的临床护理,则所有中风后得褥疮且用血竭胶囊配合红外线治疗的患者就是研究总体,同质条件是同一种治疗方法、同一类患者;研究2013年我国传染病房护士的健康状况,则我国所有传染病房的护士就是研究总体,同质条件是我国的护士、传染病房护士。

(二)有限总体

总体通常限定于特定的空间、时间和人群范围之内,若同质研究对象所有观察单位的研究变量取值的个数为有限个数,则这个总体为有限总体。

如调查2013年某高职护理学院护生的心理健康状况,在特定的空间——某高职护理学院,特定的时间——2013年,高职护理学院护生是有限的,这就是个有限总体。

(三)无限总体

在一些情况下,总体是假设的或抽象的,没有时间和空间范围的限制,观察单位是无限的,称为无限总体。

如研究糖尿病患者的自我护理能力,组成该总体的个体为所有糖尿病患者,并无时间和空间的限制,其观察单位的全体数只是理论上存在,因而可视为"无限总体"。

(四)可得总体

可得总体是目标总体的一部分,是研究者根据研究需要能方便抽取的总体。

如某研究者的目标总体是中国不同学历的护士,可得总体可能是某市的各种学历的护士。在这种情况下,样本从可得总体中获得,样本研究的结果首先适用于可得总体,再推广到目标总体。

(五)观察单位

观察单位(observed unite),亦称个体(individual)或研究单位(study unit),是构成总体的最基本单位。它可以是一个人,也可以是一群人(如一个家庭、一个幼儿园、一个自然村等),还可以是一个器官,甚至是一个细胞、一个采样点等。

在临床护理研究中,某种患者的压力情况、某人群的心理健康状况等,都是无限总体。在研究实践中,不可能直接研究无限总体中每个观察单位。即使是有限总体,这个"有限"也是庞大的,若要对其中每个观察单位进行观察或研究,一般受人力、物力、时间等条件限制,常常是不可能的,而且没有必要。因此,常从总体中抽取一部分具有代表性的个体作为研究对象。

二、样本

样本(sample)是指从总体中抽取出来的部分观察单位的集合。为了能用样本的特征推论总体的特征,样本必须具有代表性。所谓代表性,是指某观察指标在样本中的频数分布情况和在总体中实际的分布情况比较接近。

如用一滴外周血的化验结果,代表此人全身血的全血成分;用同一条河不同时间、不同流域的有限个水样的污染指数推断整条河的污染状况等。

如果样本对于总体具有代表性,则样本测量或观察所得的结果外推到总体中就是正确可靠的。

模块二 抽样的概念、步骤及原则

在护理研究中获取样本仅仅是手段,通过样本信息来推断总体特征才是研究的目的。因此,抽样必须保证样本的可靠性和代表性。

一、抽样的概念

抽样(sampling)是指从总体中抽取部分观察单位获得样本的过程。抽样是护理研究获取样本的基本方法。

如调查某地 2013 年 6 岁女童的身高这个研究变量,可从某地 2013 年 6 岁正常女童中,随机抽取 100 名,逐个进行身高测量,得到的 100 名女童的身高测量值可组成样本。

二、抽样的步骤

(一)明确总体

根据护理研究的目的选择合适的研究总体,这是研究的关键环节。

(二)列出抽样标准

根据研究目的,对研究对象特征及范围进行界定。

(三)选择样本量及抽样方法

样本量应根据研究目的进行选择,样本量过多没有必要,过少则缺乏代表性。抽样方法应根据研究对象的特征和样本量来确定。如果研究对象的特征差异较大,可采用分层抽样方法。如果调查样本大,涉及单位多,且各单位情况比较一致,可采用整群抽样方法。如果是一项大范围调查,可采取多级抽样方法。具体的方法我们在抽样方法中会具体介绍。

(四)选择样本

确定样本量及抽样方法后,在研究总体中选择符合抽样标准的样本。只有在研究总体中正确选择了研究样本,才能保证研究的真实性与科学性。

三、抽样原则

(一)保证样本的可靠性

这项原则是指样本中每一观察单位必须来自同质的总体,对研究对象的选择要有明确的诊断标准、纳入标准和排除标准。

诊断标准(diagnosis standard)要对病种、病型、病程、病情等严格区分,给出正确诊断。在制定疾病诊断标准时,注重参考国际上的一些权威标准。如 WHO 所建议的通用标准,以取得诊断标准的一致,便于国际比较和交流。

在符合统一诊断标准的同时,还须制定符合研究课题要求的纳入标准(inclusion criteria)。纳入标准的要点是从复杂的群体中,选择临床特点相对单一的对象进行研究。

如研究急性心肌梗死患者的自护能力,研究对象除符合心肌梗死的诊断标准外,研究者可规定符合症状发作一周后且年龄为 75 岁以下两条要求,作为该研究的纳入标准。

另外,护理研究的实施和结果往往受研究对象的来源、病情、社会经济地位、心理特点以及接受治疗等因素的影响。为了防止这些因素的干扰,在研究对象的选择上,还应根据研究目的以及干预措施的特点,制定相应的排除标准。

如急性心肌梗死患者自护能力的研究中,研究对象排除标准是除伴有充血性心力衰竭、完全房室传导阻滞和持续心动过缓者。在纳入和排除标准的共同控制下,抽出符合诊断标准的病例入组,从而避免过多因素的干扰,使得研究结果有相对可靠的病例基础。

如果临床研究对象的选择仅为了操作上的方便或者条件不容许而纳入了某些特定人群(即研究不具代表性),则将研究的结果推广到更广泛的人群就不一定合理。如在 23 岁健康男性志愿者身上获得的新药动力学的研究结果显然不适用老年男性。

(二)选取有代表性的样本

这项原则指样本能充分反映总体的本质,要求样本必须满足以下两条原则。

1.抽样遵循随机化(randomization)原则

在人群中,某些因素或某些方面的特征并不是均匀分布的,这就要求在选择调查样本时,不能随意地进行选择,而要采用一定的抽样技术进行随机抽样,以保证样本的某些特征与总体相同或相近。

2.足够的样本含量

即样本中有足够的变量值个数。样本是否"足够"是根据研究的精度和变量的变异程度确定的。通常精度要求越高,样本含量要求越大;变量的变异越大,样本含量要求越大。

🎥 护理研
究样本

模块三　抽样误差的类型及产生的原因

误差是指在护理研究中由于观察、研究方法本身的问题,导致研究者的观察结果偏离真实的情况,造成误差(error)。引起误差的原因常有两种,即偏倚和随机误差。

一、偏倚

(一)概念

偏倚亦称系统误差。它不是由随机抽样所引起的,而是观察研究方法本身的问题所致,它可使调查结果偏离总体的真值。

如护士测量血压时,血压计水银弯月面未在零刻度。读刻度时视线和刻度不在同一水平线上等。

(二)偏倚产生的原因

偏倚可以由很多原因引起,研究者或研究对象的主观原因和客观原因都可以引起偏倚,如研究者对某些因素的影响尚不了解而忽视了它的作用。偏倚的种类很多,主要有三类:选择偏倚、信息偏倚和混杂偏倚。

1.选择偏倚

选择偏倚指被选择的研究对象的特征没有包含未被选入者的特征,造成样本的代表性欠佳。如在大型的教学医院做临床护理研究时,所选取的病例通常只能代表疾病较重的类型,未包括在基层医院就医的较轻的病例,因此,所选病例的代表性就不强。

2.信息偏倚

信息偏倚是指研究的实施阶段,对研究对象获取的信息不完全、不准确、不客观等所产生的偏倚。如研究对象记忆不清、有意隐瞒或夸大事实、仪器测量不准等出现的偏倚。

3.混杂偏倚

混杂偏倚指某因素与研究因素及研究的疾病均有联系,由该因素在被比较的人群中分布不一致而造成研究因素与研究疾病关系出现的偏倚。如吸烟与肺癌的关系研究中,观察对象的年龄虽然符合纳入标准,但是如果试验组与对照组中研究对象年龄分布不均,则可导致吸烟与肺癌关系的估计错误。

(三)偏倚的控制

偏倚在研究过程的各个阶段都会出现。偏倚一旦发生,往往事后难以纠正或克服,它会不同程度地影响研究结论的真实性。因此,必须采取针对性的措施,有效地避免偏倚。常用控制偏倚的方法有以下几种。

1.制订严谨的设计方案

研究者对整个研究过程中可能会发生的偏倚要有充分的了解,在制订研究设计方案时,要尽量设法避免或进行限制。

如选择研究对象时,可选用不同层次医院及社区的病例,并制定严格的病例标准、对照标准、排除对象标准等。

2.严格限制纳入标准

对纳入研究范围的对象应制定明确的、具体的标准,将研究对象限制在某一特定的范围,减小彼此间的差异。执行排除对象标准时,在病例组和对照组应当一致。

3.严格执行随机化原则

在进行研究对象分组时,要严格执行随机化的原则,从而使潜在的混杂因素在各组间均衡分布,这在实验性研究中尤为重要。

4.配对

研究对象在纳入研究范围时可进行配比,以使病例组与对照组除了所研究因素外,其他特征相同。

如护理研究中常将患者的年龄、性别进行配比,因为这两个因素与许多疾病的预后有很大的关联性。

5.分层

分析阶段应将观察对象和对照对象,按照临床相似的特点,分成若干亚组再进行比较。这是揭示偏倚是否存在的重要方法,特别适用于对混杂性偏倚的显示和纠正。

6.资料分析校正

依据调查所获得的资料,以及设计时所设定的质量控制指标,对所得结果进行分析校正。

二、随机误差

(一)随机误差的概念

观察一个避免了偏倚的样本时,所得的结果与真实情况仍有一定差异,这种由于随机抽样所引起的差异,称之为随机误差。

如观察某种护理措施对糖尿病患者血糖水平的影响,从糖尿病患者中分 4 批抽 4 个样本,样本含量均为 50 例。尽管各样本的所有护理条件一致,但该种护理措施的影响力不会完全一致。这是由于观察单位间存在个体差异,样本未包含总体的全部信息,抽样误差是无法避免的。

(二)影响随机误差发生的因素

同偏倚一样,随机误差在护理研究的各阶段中都可能出现。影响随机误差发生的主要因素是样本的大小。理论上,要尽可能减小随机误差,样本量应越大越好,实际上又不可能随意扩大样本量。除样本量这个基本因素外,还有观察对象个体间差异性的影响。

模块四 抽样方法的类型

抽样的具体方法是多样的,归纳起来可以分为概率抽样与非概率抽样两类。

一、概率抽样

概率抽样(probability sampling)亦称随机抽样,指在总体中随机抽取有代表性的样本,并用样本的指标来估计总体的情况。最为常用的概率抽样方法有单纯随机抽样、系统抽样、分层抽样、整群抽样以及多级抽样。

(一)单纯随机抽样

单纯随机抽样(simple random sampling)是最简单的一种抽样方法,其基本原理是使每个抽样个体被选入样本的机会相等。如将目标人群中的每一个个体都作为抽样的对象,哪一个个体进入样本完全随机决定。常用的方法有抽签法、查随机数字表法等。此法是概率抽样中最基本的一种方法。

1.抽签法

如要了解某校 2000 名护生的考试焦虑问题,拟用单纯随机抽样法调查 100 人,就可对 2000 人都编上一个号,并做成签,充分混合后,随机抽取 100 个签,与这 100 个签号相对应的学生,就是我们所要调查的学生,也就是单纯随机抽样的一个样本。抽签法比较简便,随时可用,几乎不用专门工具。

2.查随机数字表法

随机数字表是一种由许多数字排列起来的表格。它的使用方法很多。对于上述例子,可利用随机数字表进行随机抽样。首先将学生编号;再在随机数字表中任意指定一个数字,向任何一个方向摘录数字,以四个数字为一组,取 100 组,这些数字中凡大于 2000 直至 4000 者均减 2000,大于 4000 直至 6000 者均减 4000;以此类推,使每一组数字都不大于 2000,与这些数字相对应的学生就被列为调查对象。

正确运用随机数字表能保证抽样的随机性,但要求有随机数字表,并学会正确使用。

单纯随机抽样的优点是简便易行,其缺点是当研究对象较多时,工作量太大,往往不适合用此方法。

(二)系统抽样

系统抽样(systematic sampling)又称等距抽样或机械抽样。具体方法是:首先,将总体的每个研究个体以某一特征按顺序编号,并根据抽样比例(即样本含量与总体含量之比)规定好抽样间隔 H(抽样比例的倒数);再随机确定一个小于 H 的数字 K;然后以 K 为起点,每间隔 H 抽取一个研究个体组成一个样本。如:某医学院共有学生 1500 名,为调查该医学院学生的健康意识,若用系统抽样方法抽取含量为 150 的样本,则可按下法进行。首先对全院学生按学号顺序统一编号,总体含量 $N=1500$,样本含量 $n=150$,抽样间隔 $H=1500/150=10$,随机确定 $K(K<H)$,例如 $K=6,16,26,36,\cdots,1496$,共 150 名学生组成样本。

系统抽样方法简便易行,入选样本在总体中的分布均匀,抽样误差比单纯随机抽样小,对总体的估计较准确。当研究者获得总体的所有按顺序排列的个体名单时,多采用该方法。但当编号带一定的周期性趋势或单调递增递减趋势时,系统抽样得到的样本会有较大的误差。

如对学生在校学习成绩进行抽样调查,现按学号做系统抽样,若学号是按入学成绩由高到低或由低到高来编制的,则由于入学成绩与在校学习成绩有一定关系(即按学号,成绩存在单调递减或递增趋势),此时系统抽样就可能产生明显的误差,所得到

等距抽样(系统抽样)

的样本对总体而言就缺乏代表性。为避免这种误差，可分段选用不同的随机数。所以采用系统抽样法必须事先对总体的结构有所了解。

(三)分层抽样

分层抽样(stratified sampling)又称分类抽样，是从分布不均匀的研究人群中抽取有代表性样本的方法。具体方法是先按照与研究目的密切相关的某种特征(如性别、年龄、住址、教育程度、职业、民族等)，将总体划分为若干层，再从每一层内按其在总体中所占比例随机抽取一定数量的样本，各层所抽的随机样本组成一个大的样本，即研究样本。

如研究某医院护士的心理应激水平，该医院本科学历的护士占10%，大专学历的护士占50%，中专学历的护士占40%，假如想抽一个100人的样本，那么就应该从本科、大专、中专学历的护士中分别抽10人、50人、40人，合起来组成所需的样本。

分层可以使层内具有均质性，然后在均质的各层内以随机方式抽出恰当的个体数。这种抽样方法可以更好地保证样本对总体的代表性，但常使各层个体含量不等，如上例，以学历来分层，本科学历、大专学历、中专学历的护士数目皆不相等。抽样时样本中每一层的个体数量，要根据它们在总体中所占的比例确定，结果样本中本科学历的护士只有10人。假如研究者想对本科学历的护士做进一步探讨，这10名本科护士就不具代表性，这时研究者应该放弃原有的比例而加大稀少部分的抽样数，使所抽取的样本更具有代表性。

分层抽样时要注意选择分层的特征指标与分层标志，应能使各层内的差异较小，层间差异较大。这样可使分层抽样得到的样本抽样误差较小，有较好的代表性。

分层抽样又分为两类：一类叫按比例分配分层随机抽样，即各层内抽样比例相同；另一类叫最优化分层随机抽样，即各层抽样比例不同，内部变异小的层抽样比例小，内部变异大的层抽样比例大，此时获得的样本均数或样本率的方差最小。

(四)整群抽样

整群抽样(cluster sampling)指抽样单位不是个体而是群体，即先将总体按某种与研究目的无关的分布特征(如行政区划的县、乡等，医院管理区划科、病区、病房等)划分为 H 个群组，每个群组包括若干个观察单位，再从 H 个群中随机抽取 K($K<H$)个群，所抽取群内的全部个体即为样本的观察单位。

如需要调查某省20所地市级医院16000名护士的工作满意度及相关因素，要求抽查1/5的护士作为本次调查的对象，假如用单纯随机抽样方法抽到的对象分散在各医院中，调查很不方便。但用整群抽样方法，则只需随机抽取4所医院，抽到的医

整群抽样

057

院中的所有护士均为调查对象,调查很方便。

整群抽样方法的优点是易于组织实施,在实际工作中易为群众所接受,抽样和调查均比较方便,还可节约人力、物力和时间,因而适于大规模调查。但当群体间差异较大时会增大抽样误差。所以在分群时应尽量使群体间的变异越小越好,差异较小,群体含量相对较少,群体的个数相对较多,这样可减少整群抽样带来的误差。

上述4种抽样方法都是单阶段抽样,其中的单纯随机抽样是最基本的方法,也是其他抽样方法的基础。4种抽样方法按抽样误差大小排列为:分层抽样<系统抽样<单纯随机抽样<整群抽样。

(五)多级抽样

在实际抽样时,工作中不仅要考虑抽样误差的大小,也要考虑操作上的可行、方便,所以往往采用多种抽样方法联合使用或多级抽样(multistage sampling)。这是大型调查时常用的一种抽样方法。从总体中抽取范围较大的单元,称为一级抽样单元(如县、市),再从抽中的一级单元中抽取范围较小的二级单元(如区、街),这就是两级抽样。

二、非概率抽样

护理研究中,最好采用概率抽样方法,非概率抽样在抽样的正确性和样本的代表性方面都不如概率抽样。但有时由于研究条件的限制,只能采用非概率抽样。非概率抽样(nonprobability sampling)是指抽样时没有采取随机抽样的方法,不是总体中的每一个研究个体都有机会被选择进入样本。非概率抽样主要有四种方法:方便抽样、定额抽样、主观抽样和滚雪球抽样。以下主要介绍前三种。

(一)方便抽样

方便抽样(accidental sampling)也称简便或偶遇抽样,即从总体中选择最容易找到的人或物作为研究对象。

如临床医生对前来就医的门诊患者进行调查,教师调查本校的学生,护士调查本病房的患者等便是方便抽样。方便抽样的优点是方便、易行,能够节省时间和费用。其局限性是抽到的样本代表性差,抽样误差较大。方便抽样是抽样方法中准确性和代表性最差的一种方法,应尽量避免使用。有时由于各种条件的限制,在研究中只能采用这种方法。在分析结果时,应特别慎重地对待和处理各种研究数据。

(二)定额抽样

定额抽样(quota sampling)又称配额抽样,是指抽样时规定了一定的样本含量,并规定了一些与研究现象有关的标准,将样本变量按一定的标准加以分配,然后在符合标准的对象中主观地抽取样本。

如研究者想调查本科护生对护士角色的看法,准备抽取 40 人的样本,某护理学院学生共 200 人,一、二、三、四年级分别占 20％,25％,30％,25％,进行定额抽样,从一、二、三、四年级分别抽取 8 人、10 人、12 人、10 人,将抽中的对象合并组成研究样本。

定额抽样是在方便抽样的基础上增加了分层配额的抽样策略,保证了在方便抽样中可能被排除在外的个体能进入样本。这种方法简便易行,快速灵活,在一些临床护理研究中经常使用。定额抽样的过程与方便抽样相同。由于都没有采取随机的方法来抽样,定额抽样的缺点与方便抽样相同。

(三)主观抽样

主观抽样(purposive sampling)又称立意抽样和判断抽样。主观抽样是指根据研究目的的需要,研究者结合自己的专业知识和经验以及对调查总体的了解,有意识地选择某些研究对象。主观抽样中,研究人员不像定额抽样那样从各种人群中选一个定额,也不像方便抽样那样就近方便地寻找研究对象,而是研究人员凭借自己的经验,选取自认为最为合适的观察对象。护理研究中经常运用这种方法。例如,在研究居民对医疗保健护理需要时,可以找出那些经济收入中等的成年人,了解其一般层次的需求;也可找儿童或老年人了解其特殊的需要。

模块五　样本含量的估计

护理研究的样本含量(sample size)应是按照总体客观存在的性质与特征和研究者所欲承担的误差风险而决定的最小样本含量。若样本含量过小,往往所得指标不稳定,检验效能太低,结论缺乏依据,难以获得正确的研究结果;若样本含量过大,会增加临床研究的困难,往往难以严格控制条件,造成不必要的人力、物力、时间和经济上的浪费。样本含量的估算就是在保证科研结论具有一定可靠性的条件下,确定最少的观察例数。

一、样本含量估计的参数

(一)检验水准(α 值)

检验水准(α 值)即本次研究允许的第一类错误的概率,也称假阳性率,是统计学上的显著水平。若把 α 值定为 0.05,按此进行的研究所确认的某病与病因之间的相关关系可能错误的概率仅 5％。α 越小,所需样本越大,一般取 $\alpha \leqslant 0.05$,明确是单侧(α)

或双侧（$\alpha/2$）检验。

（二）检验效能

检验效能（power of test）也称把握度（power），即在特定的 α 水准下，若总体间确实存在差异，该项研究能发现此差异的概率。换句话说，就是能够发现疾病与病因之间确实存在的关系的概率，即能发现这种关系的把握度。检验效能用 $1-\beta$ 表示。检验效能只能取单侧，一般认为检验效能至少取 0.8。β 表示第二类错误概率，即不能否定无效假设的概率，也称假阳性率。

（三）总体标准差 σ 或总体率 π

在其他条件相同的情况下，σ 越大，总体中各观察单位计量值的变异程度越大，所需样本含量越大；反之，σ 越小，所需样本含量越小。若不了解总体标准差 σ，则需通过预试验或根据过去的经验及有关资料做估计。

（四）容许误差

容许误差即预计样本统计量和相应总体参数的最大误差控制在什么范围，常取可信区间长度之半。在其他条件确定的情况下，容许误差越小，样本含量越大；反之，容许误差越大，样本含量越小。

二、样本含量的估计方法

估计样本例数的具体方法大致有四种：经验法、查表法、计算法和累积法。

（一）经验法

经验法以前人无数次科研实践经验所积累的一些常数作为大致的标准。例如，在临床护理研究方面，一般认为采用计量指标的资料如果设计均衡，误差控制得较好，样本量可以小些，30～40 例患者即可；采用计数指标的资料则样本要大些，即使设计均衡，误差控制得较好，也需 50～100 例。一般可参考如下标准：采用计量指标时每组患者不得少于 10 例；采用计数指标时每组患者不得少于 20～30 例。在调查研究方面，一般认为确定正常值范围的研究项目需要 100 人以上；肿瘤死亡率调查不能少于 10 万人；估计人口年龄、性别构成的抽样应为总人口数的 1/10 等。另外，描述性研究一般样本量应为总体的 10%～20%；实验性研究样本量则可以少些。

（二）查表法

查表法利用专门制定的检索表，一查即得，十分便利。在预试验中所获得的某些初步数据，常可为样本含量估计提供有用的参考资料。

（三）计算法

计算法亦称数学法，通过一定的数学公式估算出所需样本含量。计量资料用公式：$n=4s^2/d^2$（n 为样本的含量，s 为总体标准差的估计值，d 为容许误差）；计数资料用公式：$n=PQ/S^2=tPQ^2/d^2=400\times Q/P$（$n$ 为样本含量，P 为总体率的估计值，$Q=1-P$）。

> 1. 某社区卫生服务站拟了解该社区 5 岁儿童身高是否偏低，若用抽样调查样本含量至少用多少人？
>
> 据文献，5 岁儿童身高值得标准差约为 2cm，若规定容许误差为 0.2cm，代入公式：
>
> $$n=4s^2/d^2=4\times2^2/0.2^2=400（人）$$
>
> 2. 某地区进行高血压患者健康教育计划，需抽样估计该地区高血压患病率。据该地以往经验，高血压患病率一般不高于 10%，若规定容许误差为 2%，则样本含量至少应用多少人？
>
> $$n=PQ/S^2=tPQ^2/d^2=400\times Q/P=400\times0.8/0.2=1600（人）$$

(四)累积法

如果总体标准差 σ 与容许误差无法估计，也不能做预调查，可以先各调查病例组与对照组 100 例，然后进行统计学处理，视结果增加样本数。因为从经验出发，以 1：1 的配比做病例对照研究，100 对往往能达到统计学的要求。

三、确定样本量的注意事项

(一)多组设计时，一般要求各组间的样本含量相等

只有在某些特殊情况下，才考虑各组的样本含量不等。

(二)多种样本含量估计方法相结合

如确定临床参考值时，要求 n 应大于 100；若采用计算方法估计，则可多做几种估算方案，以便选择。如粗估计样本率可以取几种不同值估算。

(三)必须考虑样本的丢失情况

由于估算的样本含量是最小需要量，在受试者中可能有不合作者、中途失访、意外死亡等，都会减少有效观察对象，故在进行实验时尚需增加 10%～15%。

如：粗估计样本含量为 n，试验组不依从率为 Q_1，对照组不依从率为 Q_2，则矫正样本含量 $n_\alpha=n/(1-Q_1-Q_2)$，设 $n=30$，$Q_1=15\%$，$Q_2=5\%$，则 $n=30/(1-15\%-5\%)=37.5\approx38$。

(四)提高试验效果的一般方法

1. 选择的总体单一，减少个体变异，如比较吸烟与不吸烟的肺功能时，采取同年

龄、同性别比较等。

2. 选择客观指标,如数值变量、计量指标、多变量综合指标等。

3. 选择较优设计方案,严格控制试验条件,如配对设计、交叉设计、随机区组设计等。

(五)根据研究目的严格选择估算样本含量的方法

研究目的、研究设计、研究资料、抽样方法等不同决定了估算样本的方法、公式的不同。如样本均数与总体均数比较、两样本均数比较(或配对比较)、两样本率比较等,均有各自相应的样本估算公式。因此,应按照相关适用标准,选择正确的估算样本含量的方法。

同步训练

1. 要研究某社区 30～49 岁健康男性血清胆固醇总胆固醇含量,应采用什么抽样方法 （　　）

 A. 单纯随机抽样   B. 系统抽样

 C. 分层抽样   D. 整群抽样

2. 要研究浙江省衢州市 30～49 岁健康男性血清胆固醇总胆固醇含量,应采用什么抽样方法 （　　）

 A. 单纯随机抽样   B. 系统抽样

 C. 分层抽样   D. 整群抽样

3. 某研究者打算研究甲乙两地居民死亡率的差别,初步了解两地居民的人口构成差别,请问应该如何抽样 （　　）

 A. 单纯随机抽样   B. 系统抽样

 C. 按人口年龄别进行分层抽样   D. 多级抽样

4. 通过回顾性调查研究 X 线对胎儿畸形发生率的影响,往往容易因母亲回忆而使结果产生偏倚,这种偏倚属于什么偏倚 （　　）

 A. 选择性偏倚   B. 信息偏倚

 C. 混杂偏倚   D. 偏倚的控制

5. 某地小学有 50 个班,各班学生 50 人,现调查该校学生近视眼患病率,随机抽样了 5 个班,5 各班全部学生组成样本 （　　）

 A. 单纯随机抽样   B. 系统抽样

 C. 按人口年龄别进行分层抽样   D. 整群抽样

6. 样本含量的估计常用的有哪几种 （　　）

 A. 经验法   B. 计算法或累积法

C.利用专门制定的检索表　　　　　　D.以上答案均对

［案例题］(7～8题共用题干)在10万人口的居民区调查某病患病率,居民按年龄分为5层,各层的人口数分别为3.5万,2.5万,1.5万,1.0万和1.5万

7.应该如何抽样　　　　　　　　　　　　　　　　　　　　　(　　)

A.单纯随机抽样　　　　　　　　　　B.系统抽样

C.按人口年龄别进行分层抽样　　　　D.整群抽样

E.多级抽样

8.样本总含量确定为1000人,各层应抽样抽取多少人　　　　(　　)

A.350,250,150,100,150　　　　　　B.200,200,200,200,200

C.300,300,200,100,100　　　　　　D.350,200,200,100,150

(裴丽萍)

第六节　护理研究资料收集与整理

学习要点

1.理解收集准确可靠的资料在护理研究中的意义,理解资料的来源、资料的性质。

2.熟悉护理研究中常用的收集资料的方法及优缺点,熟悉数据库的建立。

3.了解护理研究资料整理中的分组。

在护理研究中,准确、全面和系统的资料是进行护理研究的前提和基础,掌握常用资料收集方法和整理是研究者所需的基本技能。

任务导入

完成前述的选题和设计后,接下来就要开始收集资料了。收集资料的方法有哪些? 它们有何优缺点? 如何根据设计要求综合运用各种方法? 收集完成后如何整理以便分析? 这些就是我们今天需要解决的问题。

模块一　护理研究资料的收集

收集资料即按设计的规定,取得准确可靠的原始资料的过程。收集资料是整个科研过程中最具挑战性的工作,资料的真实性和准确性直接关系到研究结果的真实性和科学性。护理研究收集资料方法很多,常用的有观察法、自陈法和测量法等几种。

一、收集资料前的准备

(一)资料的来源

医学科研资料的来源途径比较多,主要有报表、报告卡、医疗卫生工作记录、实验数据、现场调查资料和医学文献等,从不同角度可以进行不同的分类。按收集资料的组织形式不同,可分为统计报表、日常工作记录、专题调查和实验、医学文献资料。

1.统计报表资料

最简单的研究是收集一些有关医疗卫生业务报表,分析后写出报告。统计报表有卫生工作基本情况年报表、传染病报表、职业病报表、慢性病报表等。统计报表资料的优点是容易获取,并具有一定的权威性;缺点是常常不适合特定研究、危险因素记录不全,不同地区和时间统计的口径不一致。

2.日常工作记录资料

日常工作记录资料主要包括医院门诊病历、住院病历、化验报告、体检报告和疾病监测资料等。日常工作记录资料的优点是容易获取;缺点是常常不适合特定的研究目的,需要的项目可能不完整。

3.专题调查和实验资料

专题调查和实验是为了特定的目标,研究某些课题而组织的一种收集资料的方法。专题调查是对研究对象不进行任何干预,客观反映实际情况;实验研究是研究者根据研究目的,人为地进行一些干预措施。

4.医学文献资料

医学文献资料主要指在期刊、论文集、百科全书、教科书、专著及索引杂志等上面发表的医学类文章,详见护理文献检索。

(二)资料的性质

护理研究资料按研究因素的性质可分为计量资料、计数资料和等级资料三大类，不同类型的资料须采用不同的统计处理方法。

1.计量资料

用定量方法测定每个对象的观察指标，所得数值大小的资料，一般用度量衡单位表示，如年龄（岁）、身高（cm）、体重（kg）、血糖浓度（mg/L）、脉搏（次/min）等。

2.计数资料

将观察对象的观察指标按性质或类别进行分组，计数各组数目所得的资料。比如，将观察单位按两种属性分类，如治愈和未治愈、有效和无效，其对应的人数就是计数资料。又如，调查某人群的血型分布，按照 A、B、AB、O 四型分组，该人群的各血型组的人数也是计数资料。

3.等级资料

在医学实践中，有些资料具有计数资料的特性，同时又兼有半定量的性质，被称为等级资料。如临床化验中，将化验结果按－、＋、＋＋、＋＋＋等级分组，计数得到的每组患者数，就是等级资料；又如用"生脉散"治疗脑血管病患者，可分为治愈、显效、有效、无效人数等组进行计数。

统计资料类型（理论介绍）

二、观察法

(一)概念

观察法是由研究者通过观察研究对象直接收集、取得资料的方法，适用于不容易测量的情况。护理工作中常需密切观察患者，因此，在护理研究中，观察法是一项基本而重要的收集资料的方法，可观察的内容包括个人活动形态、生活习惯、语言性沟通行为、非语言性沟通行为、护理技术操作、环境特征等。

(二)分类

观察法从不同的角度可分为不同的类型。最常见的一种是，根据是否有统一设计的观察内容、观察项目和相应要求，可分为结构式观察法和非结构式观察法。

1.结构式观察法

有详细的设计，明确了观察指标体系、记录格式等，要求观察者严格按设计进行，能对整个观察过程进行系统的、有效的控制和完整的记录。结构式观察法通常采用一些标准化资料收集工具，如观察项目清单、观察表、观察卡等，这使得观察较为固定，不易变动。

2.非结构式观察法

没有正式的记录格式,研究者进入到被观察者的活动中,整理其中的资料,常用现场记录法或日志记录法记录观察结果,可添加观察者的解释、分析等。

(三)优缺点

观察法的优缺点如表 1-12 所示。

表 1-12　观察法的优缺点

优点	适合对任何个体行为、活动的研究。对于一些不能使用问卷法、访谈法的研究对象如婴儿、昏迷者、精神病患者,观察法可获得其行为资料。能够提供深入的资料
缺点	质量控制要求高,观察者需要经过严格培训,掌握整个观察过程。观察法需要长时间进行,因此对人力、财力要求较高。存在一定的伦理问题,如何处理好观察内容和尊重被观察对象隐私是研究者需要考虑的问题。注意霍桑效应,被观察者会因观察者的存在有意无意改变自己的行为和活动,造成结果的偏倚。观察结果可能会受观察者主观因素的影响,尤其是非结构式观察法

三、自陈法

问卷法与访谈法是护理研究中最常用的两种资料收集方法,两者的共同点是通过与研究对象沟通来获取资料,统称为自陈法。

(一)问卷法

研究者通过使用问卷表(调查表)从研究对象获得所需信息的方法。

1.问卷法的分类

(1)邮寄问卷法:通过邮寄的方式发放和回收问卷。该种方法回收率较低,一般达到 60% 就是比较满意的结果。标准的邮寄问卷应该包括首页、问卷正文、写明寄回地址并贴足邮票的信封三部分。首页部分应对研究的目的和意义、研究对象参与的方式、尊重研究对象的隐私等进行说明。在规定时间内(一般 2～3 周)尚未寄回问卷的可以再次寄发问卷或电话咨询。

(2)现场问卷法:也称小组问卷法,是把研究对象组织起来,现场发放并回收问卷的方法。调查员说明研究的目的和填写问卷的注意事项等,请研究对象独立填写,在规定时间内现场收回问卷。该种方法效率高、回收率较高,但资料的调查深度可能受到设计等众多因素的影响。

(3)电话问卷法:通过电话一对一收集资料的方法。该方法效率较高,但对调查者的语言能力要求较高。相对于邮寄问卷法,该法有一定的互动,可以增加问卷的应答率和准确率;相对于现场问卷法,该法更经济,不受限于空间位置。电话问卷时间不宜过长,且调查过程中容易出现中断。

（4）网络问卷法:又称在线调查,指通过互联网及其调查系统把传统的调查、分析方法在线化、智能化,研究对象利用网络平台填写问卷。

网络问卷星制作

2.问卷表的结构

在选择问卷表时,要遵循以下原则:首先,要选择成熟的量表,即已在研究人群中使用,具有较好信度、效度的问卷;若没有该类问卷,则应寻找在不同文化人群中相似的研究工具,进行翻译和文化调试,以适合本研究人群。若上述两者都无,则需要根据问卷编制的原则,通过文献检索、专家咨询、研究对象访谈等方式自行编制问卷表。规范的问卷表应该包括名称、封面信、指导语、被调查者基本情况、主体部分、作业证明记载等。实际运用中,尤其是小型调查,封面信可省略,一般将需要说明的信息融合在指导语中。

（1）封面信:要明确调查者的身份,可以通过落款来说明。要说明调查的大致内容和进行这项调查的目的,尽可能说明其对被调查者群体的实际意义。说明调查对象的选取方式,消除被调查者的戒心,争取得到被调查者的配合。对调查结果进行保密,保护被调查者的隐私权。封面信的文字要通俗易懂,语气要真诚亲切,不能用命令的口气表述。最后要表明对被调查者的感谢和帮助。

（2）指导语:是用来指导被调查者填写问卷的一组说明。其作用是对填表的方法、要求、注意事项等进行说明。

（3）问卷的主体部分:该部分是问卷的实质部分,也是问卷设计的难点部分。一般由问题、供选答案、编码三部分组成。问题有封闭式问题和开放式问题之分。封闭式问题是一种需要应答者从一系列供选答案中做出选择的问题,如"您的文化程度（ ）1 文盲 2 小学 3 初中 4 高中或中专 5 大专及以上",这里需要注意,答案的设计除了要与问题一致外,还要注意做到有穷尽性和互斥性。开放式问题是一种不提供可选择的答案,让应答者自由地用自己的语言来回答或解释有关的问题类型,如"您认为护理人员最大的压力是什么?"大多数问卷表以封闭性问题为主,方便后续的统计分析。设计过程中同一主题的问题应该集中在一起,敏感的问题放在问卷的最后,开放式问题一般也放在问卷的后面。编码是赋予每一个问题及其答案一个数字作为它的代码,主要是方便计算机录入和统计分析。自行设计的问卷表需要对问卷的信度和效度进行分析。

（4）作业证明记载:调查员、调查日期和时间等,一般放在问卷的后面。

下面为一份简单的问卷样表。

护理
研究资料的
收集(问卷
表设计)

社区居民健康影响因素调查表

尊敬的先生/女士:

您好!我们是金华职业技术学院医学院的学生,我们正在进行社区居民健康影响因素的研究。根据我们的科研计划,选择您作为我们的调查对象。您所提供的情况,对我们研究社区居民健康影响因素有重要的作用。

我们向您承诺,我们对您的资料绝对保密,仅用于科研分析,感谢您的参与。

A　个人一般情况

A1	性别:1 男性　　2 女性	备注
A2	年龄:_____岁	
A3	民族:1 汉族　2 畲族　3 其他_____	
A4	婚姻状况: 1 未婚　　2 初婚　　3 再婚　　4 离婚　　5 丧偶　　6 其他_____	
A5	文化程度: 1 文盲　　2 小学　　3 初中　　4 高中或中专　　5 大专及以上	备注
A6	从事职业: 1 农业劳动者(农林牧渔) 2 打工　　3 私营企业主　4 个体工商户 5 专业技术人员　　6 家务　　7 失业　　8 其他_____	
A7	过去一年大约有多少现金收入?(元) 1 <5000　2 5001~10000　3 10001~20000　4 >20000	

B　生活方式及行为习惯

B1	您是否吸烟?1 不吸烟(跳问 B6 题)　　2 吸烟　　3 已戒烟(跳问 B4 题)	备注
B2	您的吸烟年限为_____年	
B3	您的吸烟量: 1 偶尔　2 每周一盒　3 每周二盒　4 两天一盒　5 一天一盒　6 一天两盒以上	
B4	您戒烟多长时间了?(____月)(不足一个月填0)	
B5	您戒烟的最主要原因是: 1 已患病　2 预防疾病　3 经济原因　4 家人反对　5 环境限制 6 树立形象 　7 经宣传教育　8 经医生劝告　9 其他____　10 不知道	
B6	您平时饮酒吗? 1 不饮或很少饮(跳问 B8 题)　2 偶尔饮(跳问 B8 题)　3 经常饮	

续　表

B7	请问您饮酒多少年了？（____年）	
B8	您的饮食习惯:喜咸食：　　　　1 否　　　2 是	
B9	您的饮食习惯:喜甜食：　　　　1 否　　　2 是	
B10	您的饮食习惯:经常吃油炸食物:1 否　　　2 是	
B11	您的饮食习惯:经常吃过热食物:1 否　　　2 是	
B12	早餐情况：　　1 每天吃　2 经常吃　3 偶尔吃　4 从不吃	
B13	蔬菜摄入情况:1 每天吃　2 经常吃　3 有时吃　4 从不吃	
B14	水果摄入情况:1 每天吃　2 经常吃　3 有时吃　4 从不吃	

调查员_____　　调查日期_____

(二)访谈法

访谈法是指研究者与研究对象进行面对面的、有目的的会谈,直接从研究对象处获取资料的方法。

1.访谈法的分类

(1)根据事先准备是否具体分为结构式访谈、非结构式访谈、半结构式访谈。

(2)根据受访人数的多少,访谈法也可分为个人访谈和小组访谈。

2.访谈问题设计

原则上是从广泛、普遍且容易接受的问题开始,然后逐步过渡到具体、敏感的问题。

3.访谈者培训

若有多名访谈者,在正式通过访谈法收集资料之前,必须对所有访谈者进行统一培训,避免人为因素造成的偏倚。

4.访谈的准备

在正式访谈前,研究者应了解被访者的一般情况,预约访谈的时间和地点,准备必要的访谈工具与物品等。

5.访谈的记录

访谈的记录可分为现场记录、随后记录和现场录音或录像等方式。现场记录能保证访谈内容不被遗忘,但会在一定程度上影响访谈的进行。随后记录常常会造成访谈内容部分遗忘。现场录音或录像是较好的记录方式,但是事先必须征得被访者的同意。

6.访谈的技巧

在访谈过程中,交谈的互动性对访谈的进展起着决定性的作用。研究者必须先熟悉访谈的内容;访谈过程中的语气应友好、平和,研究者应善于运用倾听技巧和交流技巧,鼓励研究对象进一步交谈。研究者的个人观点和情感不应表露,不应表现出任何惊讶、失望、赞许等情感。访谈结束时应做适当的总结,对不清楚的问题进行补充核实,并感谢研究对象的参与等。

(三)问卷法与访谈法的优缺点

问卷法与访谈法的优缺点如表 1-13 所示。

表 1-13　问卷法与访谈法的优缺点

	优缺点
问卷法	优点:方便、省时、省钱,信息保密,可以同时从多个地区获得大量资料 缺点:研究对象必须具有一定的阅读能力,答卷者可能经过思考填写本人认为理想的答案,故有可能影响真实性
访谈法	优点:资料较深入、完整,应答率高 缺点:对访谈者要求高,费时、费钱;可能存在霍桑效应:研究对象可能因为知道参与研究而有意改变自己的谈话观点,造成结果的偏差

三、测量法

测量法(measures)是指研究者借助仪器设备和技术测量出准确的数据作为研究资料的方法。在护理领域最常用的是生物医学测量法(biophysiological measures)。生物医学测量法是指使用特别的仪器设备和技术,从研究对象中测量得到生理、生化资料的过程。

近年来,生物医学测量法在护理研究中的运用越来越多,主要用于以下领域。

(一)测量患者的生理功能

通过测量患者的某些生理功能,评价患者个体行为和其生理指标的关系。如心内科患者的血浆白蛋白、血细胞比容与压力性溃疡发生率的关系等。

(二)评价护理干预效果

常将新护理措施与传统的护理措施做比较,如音乐疗法对心外科术后患者心率、血压等的作用。

(三)改进标本采集方法

护理操作流程的改善需要一些客观指标来衡量,如血糖标本采取时间和留置时间的研究等。

(四)基因检测

基因检测在护理研究中不多见,但这是一种趋势。例如加利福尼亚大学护理学院的一项研究探讨癌症患者早上、晚上疲劳感和睡觉受干扰程度与 IL-6 基因型的相关性。

生物医学测量法在护理研究中常常与观察法或自陈法一起使用,以收集到更全面的资料。使用该方法所获得的资料客观、精确、可信度高;但应考虑一等系列相关因素,如研究经费是否充裕,是否要进行检测人员培训,测量是有创性还是无创性,是否掌握仪器的灵敏度等。

除了以上的常用收集资料的方法,目前护理研究中较常用的方法还有德尔菲法(Delphi technique,又称专家咨询法)。德尔菲法是通过数轮问卷咨询专家意见和反馈,对某一主题或事项达成统一意见的方法。一项研究也许并不单独使用某一种收集资料的方法,而是根据研究目的、内容综合使用各种方法来收集资料。

模块二 护理研究资料的整理

资料的整理就是依据研究目的和设计,将前述通过各种收集方法所得的原始资料的完整性、准确性进行审核,并进一步录入,从而使原始资料系统化、条理化,便于进一步分析。

一、审核资料

审核资料是护理研究者对已经掌握的资料首先要做的工作。审核是指对需要整理的原始资料进行认真审查与核实的过程,实际上它与资料的收集是同步进行的。其目的在于保证资料的及时性、完整性和准确性。

(一)及时性

及时性是保证资料完整性的先决条件,应着重检查未能在规定期限内完成资料收集任务的原因,提出改进和解决的办法。

(二)完整性

审核完整性主要指检查原始资料有否遗漏或重复,内容是否齐全。检查者剔除不符合要求的、不完整的调查表。如检查调查表中是否有缺项,即对某些问题未作答。这个步骤有时在调查现场就可以进行。如使用问卷法调查患者某方面情况,患者填好问卷交给调查者时,调查者即可检查问卷个有无缺项、漏项、填写不符合要求处,如这些情况存在可及时返回给患者修改、补全,以保证问卷的有效性。如果缺的项目是十分重要的,甚至是必不可少的,那么这部分调查表就成了废表,就不能使用了。为了避免缺项的出现,应对填写人做好填写前的解释工作。

(三)准确性

除了对资料的完整性进行审核之外,及时发现原始资料中的错误并做适当的处理也是十分重要的。因此,应该对已经获得的原始资料做必要的检查,以保证资料的准确性。

1.专业检查

专业检查指从专业的角度来发现和纠正错误。如在某些调查表中出现了肯定不可能的情况,如女性患前列腺炎等明显错误,相关数据应该作废。

2.统计检查

统计检查即按统计学要求,发现和纠正错误。许多数据都有统计学规律,如某些指标的数值必须大于或小于某一指标,某几个指标之和应小于或等于总和等。例如某种疾病各分型的构成之和必须等于100%,如果大于或小于100%,则说明所收集的原始数据存在一定的错误,需要重新核实。

3.计算机检查

随着护理科研的日趋复杂,计算机在数据处理中的应用日益增加。在一些大型数据的录入过程中,为尽量减少或者避免输入错误,往往采用对同一资料进行双人重复录入的方法,然后应用程序对两个数据库进行比对,录入结果互不相符则进行核查,找出其错误所在。

二、数据库的建立

数据录入是将数据输入计算机,进而将数据保存在计算机的存储设备的过程。在数据的录入过程中,应遵循方便录入、利于分析的原则。护理研究工作者数据库建立方式有两种。

(一)简易数据库

建立简易数据库是指护理研究工作者将获得的原始数据输入 Excel。之后可将数据交给专业统计人员,请其帮助统计分析。简易数据库适用于不会使用统计软件的初级护理研究工作者,但在输入前必须考虑好分组、编号、观察指标,见表1-14。

表 1-14　两组患者 ALT 结果比较

分组	序号	ALT	分组	序号	ALT
1	1		2	1	
1	2		2	2	
1	3		2	3	
1	4		2	4	
1	5		2	5	
1	6		2	6	
1	7		2	7	
1	8		2	8	
1	9				
1	10				

注："1"表示实验组，"2"表示对照组。

(二)标准化数据库

标准化数据库是指护理研究工作者将获得的原始数据录入 STATA、SPSS、SAS 等一些常用统计分析软件和 EpiData、Access 等专用的数据库管理软件,且多数情况下,上述软件之间或与 Excel 对录入的数据可相互读取。建立统计数据库主要包括:①数据库结构和数据库文件。根据统计数据信息特征确定采用何种数据结构来保存数据,通过数据结构确定数据内部间的关系。②数据录入界面。根据问卷设计在计算机终端输入数据的字段名,再确定输入数据的具体形式;SPSS 录入界面见相关章节。③其他数据库功能。其功能包括数据核查、数据查询、数据汇总等。

标准化数据库可由护理研究者直接输入创建,护理研究工作者也可将自己建立的简易数据交给专业统计人员或高级护理研究工作者,由他们帮助创建。

三、资料分组和汇总

经全面核查无误的资料,首先根据所要研究的问题,将其按某些本质特征重新排列,进行分组和汇总。其目的就是使资料进一步系统化,将同质者集合在一起,不同质者分开,把组内的共性、组间的差异性或相似性显示出来,从而认识它们之间的矛盾,弄清事物的本质与规律。如在临床护理研究中,可按患者的性别、年龄、职业、民族、疾病种类等分组,经过分组,原始数据更清晰、有条理,有利于下一步的统计分析。分组在统计方法中占有重要地位,只有在同质的基础上进行分组,才能得出正确的结论。

(一)合理分组的要素

1.研究目的

如研究目的是比较男女之间某项指标有无差异,则应按性别进行分组整理;若研究目的是探讨不同年龄间某指标有无差异,则应按年龄分组整理。

2.资料性质

通常计量资料按量的大小分组;计数资料按事物属性分组;等级资料则按级别分组。

3.样本含量大小

大样本的类别划分宜细,小样本宜粗。

4.统计分析方法

如研究术前患者焦虑状况与年龄间的关系,若拟采用相关分析,则年龄和焦虑状况可按实测值进行整理;若拟采用列联表检验,则焦虑状况可按"不焦虑"、"焦虑"分成两类进行统计。

(二)分组方法

1.按分组标志的不同表现形式分组

按分组标志的不同可分为定性分组和定量分组。定性分组即将同质的研究对象按其性质、特征或类别进行归类分组,如按性别、职业、民族、婚姻状况、病情的轻重、疾病类别、病因或症型等分组。定量分组是按被研究对象的数量大小来分组,从量的变化分析事物的差别和规律。如按观察对象的年龄大小、患病年限的长短、血压的高低等分组。分组的粗细和组数的多少以能说明资料的规律性为准。为便于资料间的相互比较,还必须注意习惯分组方法,如成人的年龄分组习惯为每 5 岁或 10 岁为一组。

2.按分组标志的个数分组

按分组标志的个数可分为简单分组和复合分组。简单分组是只按一个标志分组,如为了检验某种健康教育方法的效果,可以按照接受健康教育患者的年龄、性别、文化程度等单一标志进行分组。简单分组的优点是简单明了,便于分析理解;不足是仅能从某一方面说明一定的问题。复合分组则是按两个或两个以上标志结合起来分组。其优点是能够从多方面综合说明问题,可以反映事物间的依存关系。但是,过多的标志结合,可使组数成倍增加而各组中的观察单位相应减少,反而不易揭示事物的本质特征。

✏️ **同步训练**

1.观察者事先确定样本和观察项目,再应用观察工具进行观察、收集资料的方法称为 （ ）

 A.结构式观察法   B.非结构式观察法

 C.问卷调查法   D.测量法

2.下列有关问卷设计中应注意问题的描述,不正确的是 （ ）

 A.问卷开头应有指导语

 B.隐私性问题排在问卷的最后

 C.问卷不宜过长,填写时间不宜超过 30min

 D.开放式问题排在问卷的开头部分

（盛爱萍）

第七节　护理研究资料统计

学习要点

 1.掌握科研资料的整理及分析思路,统计方法的选择原则,常用的统计分析方法。

 2.熟悉 t 检验和 χ^2 检验的应用条件与注意事项。

对完成的资料进行整理后,选用何种合适的统计学方法进行分析和评价研究结果,会直接影响到护理科研结论的正确性和效率性(以较小的样本得到正确的结果)。相反,误用统计学方法则可导致错误的结论。

任务导入

 在获得第一手资料后,进行科学的统计与分析,这是护理研究工作者必然经历的环节,也是许多初级护理研究工作常会遇到的难题。正确认识护理研究所获得的资料的类型,选用合适的统计学方法进行统计,并对结果进行分析是本节学习的主要内容。

模块一 计量资料与 t 检验、F 检验

一、t 检验使用范围

t 检验是计量资料中最常用的假设检验方法,理论上,t 检验要求样本来自正态分布总体。两样本均数比较时,还要求总体均数方差齐。但在实际工作中,只要求其分布为近似正态分布。归纳起来,t 检验的使用范围有:样本均数与总体均数之间的比较、配对计量资料的显著性检验和两独立样本均数的比较。分析资料是多个样本均数之间的比较时,可用方差分析。

二、t 检验的常用方法

(一)配对样本的 t 检验

在护理研究中,常采用配对设计,将受试对象按某些重要特征相近的原则配成对子。每对中的两个个体随机地给予两种处理,成为随机配对。应用随机配对可以减少实验的误差和个体差异,提高统计处理的效率。配对设计主要有以下三种情况。

1.两种同质受试对象分别接受两种处理

如把同窝、同性别和体重相近的动物配成一对,或把同性别、年龄相近的相同情况患者配成一对。

2.同一受试对象或同一样本的两个部分,分别接受两种不同处理

如有 12 名接种卡介苗的儿童,8 周以后用两批不同的结核菌素,一批是标准结核菌素,另一批是新制结核菌素。分别在儿童的前臂注射两种核菌素,观察两种结核菌素的皮肤浸润反应平均直径有无差异。

3.自身对比

自身对比即将同一受试对象治疗前后的结果进行比较,如对糖尿病、高血压患者治疗前后的某一生理指标进行比较。

配对样本 t 检验的基本原理是假设两种处理的效应相同,即 $\mu_1 = \mu_2$,则 $\mu_1 - \mu_2 = 0$(即假设已知总体均数 $\mu_d = 0$),将样本均数 $\overline{d}$ 代表的未知总体均数与已知总体均数 $\mu_d (\mu_d = 0)$ 的差数进行统计学检验。若检验结果有统计学意义,则说明两种处理的结果有差别或某种处理有作用。

$$t = \frac{\overline{d} - \mu_d}{S_{\overline{d}}} = \frac{\overline{d} - 0}{S_{\overline{d}}} = \frac{\overline{d}}{S_{\overline{d}} / \sqrt{n}}$$

式中：d 为每对数据的差值；

$\bar{d}$ 为差值样本的均数；

S_d 为差值样本的标准差；

$S_{\bar{d}}$ 为差值样本均数的标准差，即差值样本的标准误；

n 为配对样本的对子数。

下面举例说明配对样本 t 检验的应用。

有 12 名接种卡介苗的儿童，8 周以后用两批不同的结核菌素，一批是标准结核菌素，一批是新制结核菌素，分别注射在儿童的前臂，两种结核菌素的皮肤浸润反应平均直径（mm）如表 1-15 所示。问两种结核菌素的反应性有无差别。

表 1-15　12 名儿童两种结核菌素的皮肤浸润反应结果

（单位：mm）

编号	标准品	新制品	差值（d）	d^2
1	12.0	10.0	2.0	4.00
2	14.5	10.0	4.5	20.25
3	15.5	12.5	3.0	9.00
4	12.0	13.0	−1.0	1.00
5	13.0	10.0	3.0	9.00
6	12.0	5.5	6.5	42.25
7	10.5	8.5	2.0	4.00
8	7.5	6.5	1.0	1.00
9	9.0	5.5	3.5	12.25
10	15.0	8.0	7.0	49.20
11	13.0	6.5	6.5	42.25
12	10.5	9.5	1.0	1.00
合计	—	—	39.0	195.20

对本例进行分析如下：

第一步：设计类型判断，本例为配对设计。

第二步：资料类型判断，本例为计量资料。

第三步：确定分析目的。本例为两种结核菌素的皮肤浸润反应结果的比较，根据设计类型和资料类型，选择配对设计资料的 t 检验，满足正态性与方差齐性的条件。

对本例 t 检验分析过程如下。

①建立假设,确定检验水准。

$H_0 : \mu_d = 0$,两种结核菌素的皮肤浸润反应平均直径相同。

$H_1 : \mu_d \neq 0$,两种结核菌素的皮肤浸润反应平均直径不相同。

$\alpha = 0.05$

②计算统计量。

$$t = \frac{\overline{d} - \mu_d}{S_{\overline{d}}} = \frac{\overline{d} - 0}{S_{\overline{d}}} = \frac{\overline{d}}{S_{\overline{d}} / \sqrt{n}}$$

本例中 $n = 12$

$$\sum d = 39, \sum d^2 = 195$$
$$\overline{d} = 39/12 = 3.25$$

$$S_d = \sqrt{\frac{\sum d^2 - \frac{\left(\sum d\right)^2}{n}}{n-1}} = \sqrt{\frac{195 - \frac{(39)^2}{12}}{12-1}} = 2.4909$$

$$S_{\overline{d}} = \frac{S_d}{\sqrt{n}} = \frac{2.4909}{3.464} = 0.7191$$

$$t = \frac{\overline{d}}{S_{\overline{d}}} = \frac{3.25}{0.7191} = 4.5195$$

③确定 P 值。

查 t 值表 $t_{0.05,11} = 2.201, t_{0.01,11} = 3.106, t = 4.5195 > t_{0.01,11} = 3.106, P < 0.01$,拒绝 H_0,接受 H_1,可认为两种结核菌素的皮肤浸润反应结果差别有统计学意义。t 值意义判断,见表 1-16。

表 1-16　t 值意义判断

t	意义判断	P 值
$t \geqslant t_{0.01, 11}$	两组有极显著性差异	$P < 0.01$
$t > t_{0.05, 11}$	两组有显著性差异	$P < 0.05$
$t < t_{0.05, 11}$	两组无统计学差异	$P > 0.05$

第四步:评价与分析,进一步结合研究目的,对结果的真实性进行评价与分析。

资料的统计处理并非是研究工作的最终目的,而是通过统计学分析为研究结论提供依据或线索。因此,对资料做统计分析后,要对结论做科学的分析与解释。应用统计学分析的目的是通过研究样本推断总体。如果研究结论不能适当外延,则该项研究毫无意义。

(二)两独立样本的 t 检验

两独立样本的 t 检验又称成组 t 检验,它适用于完全随机设计的两样本均数的比较。将受试对象完全随机地分配到两组中，每组患者分别接受不同的处理，这时只能进行两独立样本均数的比较。若资料服从正态或近似正态分布且方差齐，则可以选用成组设计的两样本均数比较的 t 检验。以下举例说明两独立样本 t 检验的应用。

某地随机抽取正常男性 264 名，测得空腹血中胆固醇的均数为 4.4mmol/L，标准差为 1.2mmol/L；随机抽取正常女性 160 名，测得空腹血中胆固醇的均数为 4.2mmol/L，标准差为 1.1 mmol/L，问男、女胆固醇浓度有无差异？

对本例进行分析如下：

第一步：设计类型判断，本例为完全随机设计（成组设计）。

第二步：资料类型判断，本例为计量资料。

第三步：确定分析目的，本例为男、女血中胆固醇浓度的比较，根据设计类型和资料类型选择成组设计资料的 t 检验，满足正态性与方差齐性的条件。

本例 t 检验分析过程如下：

①建立假设，确定检验水准。

$H_0:\mu_1=\mu_2$，正常成年男性与女性血中胆固醇含量相同。

$H_1:\mu_1\neq\mu_2$，正常成年男性与女性血中胆固醇含量不相同。

$\alpha=0.05$

②计算统计量。

$$S_{\bar{x_1}-\bar{x_2}}=\sqrt{S_C^2\left(\frac{1}{n_1}+\frac{1}{n_2}\right)} \qquad S_C^2=\frac{(n_1-1)S_1^2+(n_2-1)S_2^2}{n_1+n_2-2}$$

$t=|\bar{x_1}-\bar{x_2}|/S_{\bar{x_1}-\bar{x_2}}$ 代入数字计算得 $t=1.02$。

③确定 P 值。

$t=1.02<t_{0.05,423}$，$P>0.05$，接受 H_0，差别无统计学意义，可认为正常成年男性与女性血中胆固醇含量无差异。

第四步：评价与分析，进一步结合研究目的对结果的真实性进行评价与分析。

三、方差分析（F 检验）

在护理科研中，经常会遇到多个来自正态总体的样本均数比较。其基本思想是，将全部观察值的总变异按影响实验结果的诸因素分解为若干部分变异，构造出反映变异作用的统计量，之后构造假设检验统计量 F，实现对总体均数的推断。方差分析要求各样本相互独立，且均来自总体方差具有齐性的正态分布。适用于两个以上样本均数的比较。

四、完全随机设计的方差分析

完全随机设计的方差分析是方差分析中最常见的一种,即将研究对象随机分配到处理因素各水平组的单因素设计方法。其研究目的是,推断处理因素不同水平下的试验结果的差异是否有统计学意义,即该处理因素是否对试验结果有本质影响。

模块二 计数资料与 χ^2 检验

一、χ^2 检验的使用范围

χ^2 检验(chi-square test)又称卡方检验,适用于计数资料的对比分析。主要用于:①两个样本率之间的比较,如中药治疗肝炎与中西药结合治疗肝炎的有效率比较。②多个样本率之间的比较,如漂浮集菌法、沉淀集菌法、直接涂片法 3 种方法检测结核杆菌,检出的阳性率比较。③两个构成比之间的比较,如比较两所医院男医生、女医生所占的比例。④多个构成比之间的比较,如某研究人员收集了亚洲、欧洲和北美洲地区人群 A、B、AB、O 血型资料,比较不同地区人群血型的构成比是否一样。

二、χ^2 检验的常用方法与类型

(一)四格表资料的 χ^2 检验也称两样本率比较,是最简单的 χ^2 检验

1.四格表资料 χ^2 值(不需要校正)

以下举例说明四格表资料 χ^2 值的计算。

某病区护士对瘫痪患者采用不同的皮肤护理方法。入院的瘫痪患者共 241 例,随机分为甲组 121 例,乙组 120 例,甲组患者每天晨间护理一次(翻身一次),乙组患者每天晨间护理一次(翻身两次),其他护理措施一致,结果甲组患者发生褥疮 24 例,乙组患者发生褥疮 18 例,比较两种护理措施有无差异。具体结果见表 1-17。

表 1-17 两组患者褥疮发生率的比较

组别	褥疮发生数	未发生褥疮数	合计	褥疮发生率/%
甲组	24	97	121	19.83
乙组	18	102	120	15.00
合计	42	199	241	17.43

表 1-17 内 24(简称为 a)、97(简称为 b)、18(简称为 c)、102(简称为 d)这四个格的数字是整个表格的基本数据,其他数据都是从这四个基本数据中推算出来的,这种资料称为四格表资料。要比较两种护理措施有无差异,必须统计分析这两组样本率有无差异。通常的做法是利用四格表资料,用以下公式计算 χ^2 值,然后根据 χ^2 值判断有无统计学差异。

计算公式如下: $\chi^2 = [(ad-bc)^2 \times N]/[(a+b)(c+d)(a+c)(b+d)]$。

注: $N = a+b+c+d$,卡方检验的自由度=(行的合计数-1)×(列的合计数-1),因此,四格表资料的自由度为 1。χ^2 值的意义判断,见表 1-18。

表 1-18 χ^2 值意义判断

χ^2 值	意义判断	P 值
$\chi^2_{0.05,1} \geq 6.63$	两组有极显著性差异	$P < 0.01$
$6.63 > \chi^2_{0.05,1} \geq 3.84$	两组有显著性差异	$P < 0.05$
$\chi^2_{0.05,1} < 3.84$	两组无统计学差异	$P > 0.05$

本例 $\chi^2 = [(24 \times 102 - 18 \times 97)^2 \times 241]/[(24+97)(18+102)(24+18)(97+102)] = 0.98$。

判断:由于本组 $\chi^2 = 0.98$,小于 3.84,所以两组之间无统计学差异,说明两种护理方法对降低褥疮发生率并无差异。

四格表资料 χ^2 检验公式的适用条件为,$T > 5$ 且 $N > 40$。

这里的 T 值是理论值,也就是假设两组发生率相等,理论上四格表中 a、b、c、d 所对应的值。每格理论值的 $T = n_行 \times n_列 / N$,这里 $n_行$ 为每格所对应的行的合计值,$n_列$ 为每格所对应的列的合计值,$N = a+b+c+d$。对于四格表资料只要算最小的理论值就行,本例中行的合计最小值是 120,列的合计最小值是 42,$T_{min} = 120 \times 42 / 241 = 20.9 > 5$。故可用一般四格表资料 χ^2 检验。

需要指出的是 χ^2 值的计算也可通过专门的统计学软件(如 SPSS11.0、SPSS13.0 等)计算,护理研究工作者可借助统计学软件进行快捷正确的统计。

2.四格表资料 χ^2 值(需要校正)

在四格表资料中,当 $5 > T > 1$ 且 $N > 40$ 时,须对 χ^2 值进行连续性校正。

计算公式如下: $\chi^2 = [(|ad-bc| - N/2)^2 \times N]/[(a+b)(c+d)(a+c)(b+d)]$。

某护理学院抽样调查大学一年级和二年级学生近视眼患病情况,一年级学生的近视率为 7.14%,二年级学生的近视率为 35.71%。比较一、二年级的近视率有无差别,调查结果见表 1-19。

表 1-19　两个年级大学生的近视眼患病率比较

年级	近视人数	非近视人数	合计	近视发生率/%
一年级	2(4.67)	26(23.33)	28	7.14
二年级	5(2.33)	9(11.69)	14	35.71
合计	7	35	42	16.67

本例中 $T_{min}=7\times14/42=2.33<5$。

所以选用 $\chi^2=[(|ad-bc|-N/2)^2\times N]/[(a+b)(c+d)(a+c)(b+d)]$

代入数字得，

$$\chi^2=[(|2\times9-26\times5|-42/2)^2\times42]/[(2+26)(5+9)(2+5)(26+9)]$$

$$=3.62。$$

$\chi^2=3.62<\chi^2_{0.05,1}=3.84$，所以 $P>0.05$。因此，认为该护理学一、二年级学生的近视差异无统计学意义。

(二)行×列资料 χ^2 检验是多个样本率(或构成比)的 χ^2 检验

以下举例说明行×列资料 χ^2 检验。

某研究人员欲研究某新药治疗失眠的效果，将 122 名患者随机分成三组，分别服用该新药、传统药和安慰剂，并跟踪观察三组患者的治疗情况，结果见表 1-20。

表 1-20　三组药物治疗失眠的有效率

组别	有效人数	无效人数	合计	有效率/%
新药	6	42	48	12.50
传统药	11	26	37	29.73
安慰剂	29	8	37	78.38
合计	46	76	122	37.70

行×列卡方检验的计算公式：

$$\chi^2=\sum[(A-T)^2/T] \qquad \chi^2=n(\sum A^2/n_行\times n_列-1) \qquad T>5 \text{ 且 } N>40$$

本例中最小的理论值 $T_{min}=37\times46/122=13.95>5$。

$\chi^2=122\times(6^2/48\times46+42^2/48\times76+11^2/46\times37+26^2/76\times37+29^2/46\times37+8^2/76\times37-1)=40.05$。

自由度 $=(n_行-1)\times(n_列-1)$；$n_行$ 为行的合计数，$n_列$ 为列的合计数，因此本例的自由度为 $(3-1)\times(2-1)=2$。

查表得 $\chi^2_{0.05,2}=5.99$，$\chi^2=40.05>5.99$，因此 $P<0.05$，可认为三组药物治疗失

眠的有效率不完全相同。如想知道两两之间有没有差异还需进行两行×两列的 χ^2 检验(四格表资料的 χ^2 检验)。

(三)配对资料 χ^2 检验

配对资料,也就是将含量为 n 的随机样本按照两个二两项分类的属性进行交叉分类,形成二行二列的交叉分类表,比较两种属性之间的阳性率是否相等。

配对资料的 χ^2 检验的计算公式为:

如果 $b+c>40$ 时,用 $\chi^2=(b-c)^2/(b+c)$;$b+c<40$ 时用 $\chi^2=(|b-c|-1)^2/(b+c)$

以下举例说明配对资料 χ^2 检验的应用。

现有 198 份痰标本,每份标本分别用 A、B 两种培养基培养结核菌,结果如表 1-21所示。A 培养基的阳性培养率为 36.36%,B 培养基的阳性培养率为 34.34%,请问,两种培养基的阳性率是否相等?

表 1-21　198 份痰标本用 A、B 两种培养基培养结核菌结果

A 培养基	B 培养基		合计
	+	−	
+	48(a)	24(b)	72
−	20(c)	106(d)	126
合计	68	130	198

本例中 $b+c>40$,选公式 $\chi^2=(b-c)^2/(b+c)=(24-20)^2/(24+20)=0.36$。

$\chi^2=0.36<3.84$,$P>0.05$。可认为两种培养基的阳性培养率差异没有统计学意义。

以上介绍的 t 检验、F 检验、χ^2 检验,t 值、F 值、χ^2 值也可通过专门的统计学软件(如 SPSS11.0、SPSS13.0 等)计算,护理研究工作者可借助统计学软件进行快捷正确的统计。

🔖同步训练

[案例 1](1~3 题共用题干)某地随机抽取正常男性 54 名,测得空腹血中胆固醇的均数为 4.404mmol/L,标准差为 1.169mmol/L;随机抽取正常女性 60 名,测得空腹血中胆固醇的均数为 4.288mmol/L,标准差为 1.106mmol/L。分析此资料,回答以下问题:

1.该资料属于什么类型　　　　　　　　　　　　(　　)

统计资料类型(实例判断)

A.计量资料　　　　　　　　　　B.计数资料

C.等级资料　　　　　　　　　　D.方差资料

2.该资料属于什么类型的设计 （　　）

A.完全随机设计　　　　　　　　　B.配对设计

C.等级资料　　　　　　　　　　　D.方差资料

3.分析此资料选用什么统计方法合适 （　　）

A.配对 t 检验　　　　　　　　　　B.两独立样本 t 检验

C.F 检验　　　　　　　　　　　　D.χ^2 检验

[案例2]（4~6题共用题干）某护士对每日测试体温的时间进行了探讨。为研究14:00与16:00所测得体温有无差异,分别对同一人在14:00与16:00进行体温测定。如该护士对100人进行了测量,获得了两组数据,一组为14:00的体温数值,另一组为16:00的体温数值。

4.该资料属于什么类型 （　　）

A.计量资料　　　　　　　　　　　B.计数资料

C.等级资料　　　　　　　　　　　D.方差资料

5.该资料属于什么类型的设计 （　　）

A.完全随机设计　　　　　　　　　B.配对设计

C.等级资料　　　　　　　　　　　D.方差资料

6.分析此资料选用什么统计方法合适 （　　）

A.两独立样本 t 检验　　　　　　　B.配对 t 检验

C.F 检验　　　　　　　　　　　　D.χ^2 检验

[案例3]（7~9题共用题干）为研究鼻饲管留置与否同患者下呼吸道感染的关系,某护士选择100例患者,随机分为实验组和对照组,各50例。实验组每次进食前临时插鼻饲管,进食完毕拔除;对照组第一次插入后留置,供下次进食使用。实验组、对照组发生医院内下呼吸道感染的分别是20例和40例。

7.该资料属于什么类型 （　　）

A.计量资料　　　　　　　　　　　B.计数资料

C.等级资料　　　　　　　　　　　D.方差资料

8.该资料属于什么类型的设计 （　　）

A.完全随机设计　　　　　　　　　B.配对设计

C.等级资料　　　　　　　　　　　D.方差资料

9.分析此资料选用什么统计方法合适 （　　）

A.两独立样本 t 检验　　　　　　　B.配对 t 检验

C.F 检验　　　　　　　　　　　　D.χ^2 检验

10.下列观察结果属于等级资料的是 （　　）

A.心率测量值　　　　　　　　　　B. ABO 血型

C.病情程度　　　　　　　　　　　D.体重测量值

11.收集某医院数据,计算各种疾病所占的比例,该指标是 （　　）

A.发病率　　　　　　　　　　　　B.相对比

C.构成比　　　　　　　　　　　　D.患病率

（裴丽萍）

第八节　科研诚信

学习要点

1.熟悉科研诚信、学术不端的概念。

2.熟悉科研失信、学术不端的常见情形。

3.树立科研诚信意识,自觉抵制学术不端行为。

一、有关概念

1.学术不端行为

学术不端行为是指科研人员、管理人员、学生,在科学研究及相关活动中发生的违反公认的学术准则、违背学术诚信的行为。

2.科研诚信案件

科研诚信案件是指根据举报或其他相关线索,对涉嫌违背科研诚信要求的行为开展调查并做出处理的案件。

3.科研失信行为

前面所称违背科研诚信要求的行为(以下简称科研失信行为),是指在科学研究及相关活动中发生的违反科学研究行为准则与规范的行为。

防止
学术不端

二、现有的部分文件政策解读

1.《关于进一步加强科研诚信建设的若干意见》

本文件由中共中央办公厅、国务院办公厅印发。文件强调从事科研活动和参与科技管理服务的各类人员要坚守底线、严格自律。科研人员要恪守科学道德准则,遵守科研活动规范,践行科研诚信要求。提出了科研诚信"五不得"规定(表1-22)。

表 1-22　科研诚信"五不得"

内容
1. 不得抄袭、剽窃他人科研成果或者伪造、篡改研究数据、研究结论
2. 不得购买、代写、代投论文,虚构同行评议专家及评议意见
3. 不得违反论文署名规范,擅自标注或虚假标注获得科技计划(专项、基金等)等资助
4. 不得弄虚作假,骗取科技计划(专项、基金等)项目、科研经费以及奖励、荣誉等
5. 不得有其他违背科研诚信要求的行为

2.《科研诚信案件调查处理规则(试行)》

本文件由科技部、中央宣传部、最高人民法院、最高人民检察院、国家发展改革委、教育部、工业和信息化部、公安部、财政部、人力资源社会保障部、农业农村部、国家卫生健康委、国家市场监管总局、中科院、社科院、工程院、自然科学基金委、中国科协、中央军委装备发展部、中央军委科技委联合发布(国科发监〔2019〕323号)。文件列出了常见的科研失信行为(表1-23)。

表 1-23　常见的科研失信行为

内容
1. 抄袭、剽窃、侵占他人研究成果或项目申请书
2. 编造研究过程,伪造、篡改研究数据、图表、结论、检测报告或用户使用报告
3. 买卖、代写论文或项目申请书,虚构同行评议专家及评议意见
4. 以故意提供虚假信息等弄虚作假的方式或采取贿赂、利益交换等不正当手段获得科研活动审批,获取科技计划项目(专项、基金等)、科研经费、奖励、荣誉、职务职称等
5. 违反科研伦理规范
6. 违反奖励、专利等研究成果署名及论文发表规范
7. 其他科研失信行为

3.《高等学校预防与处理学术不端行为办法》

本办法由教育部发布,为教育部令40号,自2016年9月1日起施行。建立本法是为了有效预防和严肃查处高等学校发生的学术不端行为,维护学术诚信,促进学术创新和发展。本办法提出了学术规范精神态度和准则:高等学校教学科研人员、管理人员、学生在科研活动中应当遵循实事求是的科学精神和严谨认真的治学态度,恪守学术诚信,遵循学术准则,尊重和保护他人知识产权等合法权益。本办法列出了学术不端常见行为(表1-24)。

表1-24 学术不端常见行为

内容
1. 剽窃、抄袭、侵占他人学术成果
2. 篡改他人研究成果
3. 伪造科研数据、资料、文献、注释,或者捏造事实、编造虚假研究成果
4. 未参加研究或创作而在研究成果、学术论文上署名,未经他人许可而不当使用他人署名,虚构合作者共同署名,或者多人共同完成研究而在成果中未注明他人工作、贡献
5. 在申报课题、成果、奖励和职务评审评定、申请学位等过程中提供虚假学术信息
6. 买卖论文、由他人代写或者为他人代写论文
7. 其他根据高等学校或者有关学术组织、相关科研管理 机构制定的规则,属于学术不端的行为

4.《科学技术活动违规行为处理暂行规定》

本规定由科技部发布,科学技术部令第19号,自2020年9月1日起开始施行。规定列出了科学技术人员的12种违规行为常见情形(表1-25)。

表1-25 科学技术人员的12种违规行为常见情形

内容
1. 在科学技术活动的申报、评审、实施、验收、监督检查和评估评价等活动中提供虚假材料,实施"打招呼"、"走关系"等请托行为
2. 故意夸大研究基础、学术价值或科技成果的技术价值、社会经济效益,隐瞒技术风险,造成负面影响或财政资金损失
3. 人才计划入选者、重大科研项目负责人在聘期内或项目执行期内擅自变更工作单位,造成负面影响或财政资金损失
4. 故意拖延或拒不履行科学技术活动管理合同约定的主要义务
5. 随意降低目标任务和约定要求,以项目实施周期外或不相关成果充抵交差
6. 抄袭、剽窃、侵占、篡改他人科学技术成果,编造科学技术成果,侵犯他人知识产权等
7. 虚报、冒领、挪用、套取财政科研资金
8. 不配合监督检查或评估评价工作,不整改、虚假整改或整改未达到要求
9. 违反科技伦理规范
10. 开展危害国家安全、损害社会公共利益、危害人体健康的科学技术活动
11. 违反国家科学技术活动保密相关规定
12. 法律、行政法规、部门规章或规范性文件规定的其他相关违规行为

本规定提出对科学技术活动违规行为,视违规主体和行为性质,可单独或合并采取以下处理措施(表1-26)。

表 1-26　科学技术活动违规行为处理措施

内容
1.警告
2.责令限期整改
3.约谈
4.一定范围内或公开通报批评
5.终止、撤销有关财政性资金支持的科学技术活动
6.追回结余资金,追回已拨财政资金以及违规所得
7.撤销奖励或荣誉称号,追回奖金
8.取消一定期限内财政性资金支持的科学技术活动管理资格
9.禁止在一定期限内承担或参与财政性资金支持的科学技术活动
10.记入科研诚信严重失信行为数据库

三、开展科技诚信工作基本原则

科研诚信是科技人员必须坚持的基本诚信,是科技创新的基石。自觉防范学术不端是科技人员永远的义务。为全面贯彻党的十九大精神,培育和践行社会主义核心价值观,弘扬科学精神,倡导创新文化,加快建设创新型国家,科技人员必须进一步加强科研诚信建设、为营造诚实守信的良好科研环境做出贡献。实施的基本原则是:

——明确责任,协调有序。加强顶层设计、统筹协调,明确科研诚信建设各主体职责,加强部门沟通、协同、联动,形成全社会推进科研诚信建设合力。

——系统推进,重点突破。构建符合科研规律、适应建设世界科技强国要求的科研诚信体系。坚持问题导向,重点在实践养成、调查处理等方面实现突破,在提高诚信意识、优化科研环境等方面取得实效。

——激励创新,宽容失败。充分尊重科学研究灵感瞬间性、方式多样性、路径不确定性的特点,重视科研试错探索的价值,建立鼓励创新、宽容失败的容错纠错机制,形成敢为人先、勇于探索的科研氛围。

——坚守底线,终身追责。综合采取教育引导、合同约定、社会监督等多种方式,营造坚守底线、严格自律的制度环境和社会氛围,让守信者一路绿灯,失信者处处受限。坚持零容忍,强化责任追究,对严重违背科研诚信要求的行为依法依规终身追责。

同步训练

某高校 1 名学生将自己的撰写的论文 A 投向 B 杂志《××护理杂志》,并收到杂志社回执,明确审稿期 3 个月。审稿期 2 个月时,此学生未收到 B 杂志的审稿结论,直接又将自己写的原论文 A 投向 C 杂志《××医学杂志》。3 个月后,此学生收到了

B 与 C 杂志的录用通知,并缴纳了版面费,论文 A 最终在 B 杂志、C 杂志正式发表。分析此案例,回答如下问题:

1.此学生的行为属于:

A.涉及学术不端 　　　　　　B.涉及一稿二投

C.涉及一稿多发 　　　　　　D.正常行为

2.此学生正确的处理方法有哪些?

A.投出论文 3 个月时向 B 杂志询问是否录用,如果没有录用,则再投其他杂志

B.投出论文 3 个月时向 B 杂志询问是否录用,如果已经录用,不再投其他杂志

C.投出论文 2 个月时向 B 杂志询问是否录用,如果审稿没有结束,再等待结果

D.投出论文 2 个月时向 B 杂志询问是否录用,如果审稿结束没有录用,可再投其他杂志

(饶和平,吴淑珍)

CHAPTER 2
第二章
护理科研训练实战

在完成护理研究基础性工作,获得了大量护理科研资料,并进行了数据的统计后,护理研究人员就要进行研究成果的展示了。本章主要介绍成果的展示手段和具体方法,介绍如何具体撰写科研论文。

第一节 护理研究统计表与统计图

学习要点 ▶

1.理解统计表与统计图的制作要求,能根据需要准确制作。

2.熟悉统计表的基本结构和常用统计图的类型。

3.了解制图的具体要求。

资料的表达形式一般有三种:文字、表格、图形。统计表是用表格的方式来表达统计资料和指标,便于计算、分析和对比。统计图是以点、线、面等各种几何图形将统计数据形象化,一幅绘制合理的统计图可以使事物间的数量关系一目了然。

任务导入 ▶

护理研究资料经过前述的统计分析后在论文中如何呈现呢?除了文字阐述外,我们要借助表格和图形来呈现,那么绘制表格和图形有什么要求?具体如何绘制呢?这一节我们来解决这个问题。

模块一　统计表

统计表
结构

一、统计表的基本结构与制表要求

护理研究统计表由标题、标目、线条、数字及备注构成。编制要求是结构简单，主谓分明，层次清楚，内容合理，重点突出，数据准确。对各部分的具体要求如下。

(一)标题

标题位于表的上端中央，要求简明扼要，一般用一句话概括出表的主要内容，不要过于烦琐，也不要过于简略而不能说明问题。必要时说明时间、地点。

(二)标目

用于说明表内数字含义的部分叫标目。标目有单位的要注明单位。一张表设计的好坏，关键在于标目的处理。标目有横标目和纵标目之分，横标目列在表的左侧，为被研究事物的主要标志或分组，它说明表中同一横行数字的含义。纵标目列在表的上方，它说明表中每一纵行数字的含义，一般指统计指标。

如用表格表示某年某地不同疾病的误吸发生率情况时，不同疾病(或疾病名称)是横标目，误吸发生率是纵标目。

(三)线条

尽量减少，一般常用三条线表示(表 2-1)，即略粗的顶、底线及纵标目下的横线，但合计可用横线隔开，其余线条均可省略，特别是表的左上角的斜线和两侧的边线应一律不用。例如表 2-1 即为三线表。

表 2-1　实验组与对照组的阳性率比较

组别	例数	阳性数	阳性率/%
实验组	120	12	10
对照组	100	9	9

(四)数字

表内数字一律用阿拉伯数字表示，同一指标位次要对齐，小数点的位数要一致，表内不应有空格，暂缺与无数字分别以"…"及"—"表示，为零者记作"0"。

(五)备注

不是统计表的必要结构，一般不列入表内，需要说明的某一项目用"＊"号或其他符号标出,在表的下方用文字说明。

例如:常在论文中看到表格的下方有"＊:$P \leqslant 0.05$；＊＊:$P \leqslant 0.01$",这就是备注。

二、统计表的种类

(一)简单表

只按一个特征或标志分组的统计表称为简单表,如表 2-2 所示。

表 2-2　某年某地不同疾病的误吸发生率

疾病名称	患者例数	误吸例次	误吸发生率/%
脑血管疾病	24	18	75.00
老年痴呆	26	17	65.38
慢阻肺	92	58	63.04
心血管疾病	126	78	61.90
糖尿病	51	25	49.02
合　计	319	196	61.44

(二)复合表

按两个或两个以上特征或标志结合起来分组的统计表称为组合表或复合表。如表2-3是按医嘱内容和遵医行为两个标志结合起来分组的。

表 2-3　某年某地 132 名糖尿病患者遵医行为的调查结果

医嘱内容	完全遵医		不完全遵医		完全不遵医	
	人数	百分比/%	人数	百分比/%	人数	百分比/%
定期复查	69	52.27	25	18.94	38	28.79
戒除烟酒	111	84.09	12	9.09	9	6.82
饮食控制	57	43.18	41	31.06	34	25.76
药物治疗	76	57.58	43	32.58	13	9.85
适量运动	47	35.61	23	17.42	62	46.97
监测血糖	78	59.09	22	16.67	32	24.24

模块二 统计图

一、绘制统计图的基本要求

(一)合理选择统计图

根据资料的性质和分析目的选择适当的图形。

(二)标题

说明图的中心内容,必要时注明时间、地点,位于图的下方。

(三)标目

纵横轴应有标目,标目如有单位应注明。尺度一般自左而右,自上而下,由小到大。为使图形美观,纵、横轴比例一般为7∶5。

(四)图例

比较不同的事物时,可用不同颜色或线条表示,并常附图例说明,图例一般放在图内右上角的空隙处。

(五)常用工具

常用的统计图在 Excel 中都能完成,在统计软件 SPSS、STATA 等中也都有相应的制图模块或功能。若无法独立完成,可将有关数据输入 Excel,请专业人员帮助。

二、常用统计图

(一)直条图

统计图制作

直条图是用等宽直条的长短来表示相互独立的各指标数值的大小,一般有单式(图 2-1)与复式(图 2-2)之分。在护理研究中,直条图也较常用。

制图要求:一般以横轴为基线表示各独立的指标,纵轴表示其数值大小;纵轴尺度必须从零开始,中间不宜折断;各直条的宽度应相等,直条间应有相等的间隙,其宽度一般与直条的宽度相等或为直条宽度的1/2;直条的排列通常由高到低,以便于比较。

资料若是以组为单位,每组包括两个或多个直条,同一组的直条间不留间隙,此种图称为复式直条图。复式直条图的制图要求与单式相同。

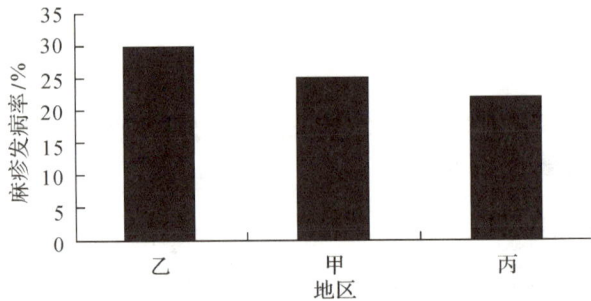

图 2-1 某年某市三地区麻疹发病率

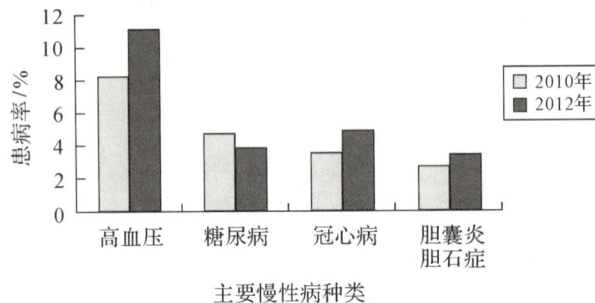

图 2-2 某社区 2010 年和 2012 年主要慢性病患病率比较

(二)圆图

用于表示构成比资料,圆的面积代表 100%,圆内各扇形面积代表各部分的构成比。

制图要求:圆图面积为 100%,各构成百分比分别乘以 3.6°即得各部分应占的度数;圆内各部分自圆的 12 点开始由大到小依次绘制,其他置于最后;以不同的颜色或图案代表不同的部分,在各部分用简要文字注明所代表内容及百分比,或用图例注明相关信息(图 2-3)。

(三)线图

线图是用线段的升、降来说明某事物在时间上的发展变化趋势或某现象随另一现象变迁的情况,适用于连续性资料。

绘制要求:横轴表示某一连续变量(如时间、年龄等),纵轴表示数量(如比、率、频率等),其尺度必须等距;线条不宜过多,通常≤5 条,右上角附以图例;绘图时应按实际数字绘制成折线,相邻两点用直线连接,不能任意改为光滑曲线(图 2-4)。

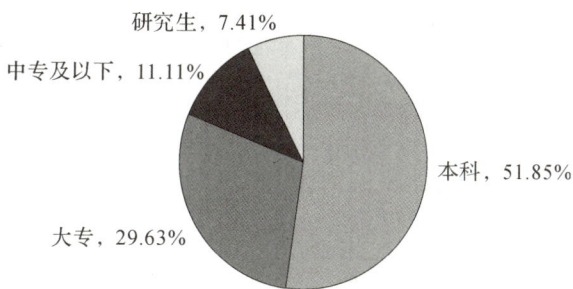

图 2-3　某年某医院护理人员学历构成

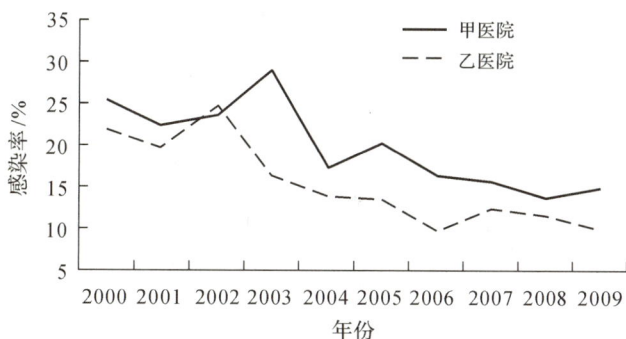

图 2-4　某地甲、乙两家医院 2000—2009 年院内感染率分析

(四)直方图

用于表示连续性资料的频数分布,它是以各矩形的面积表示各组段的频数。

制图要求:横轴表示被观察事物或现象的组段,纵轴表示被观察事物的频数或频率,纵轴尺度应从 0 开始;直方图的各直条间不留空隙;各直条间可用直线分隔,但也可不用直线分隔;当组距不等时,矩形的高度与频数不呈正比例,要折合成等距后再绘图(图 2-5)。

(五)散点图

散点图用点的密集程度和变化趋势来表示两事物间的相关关系,适用于双变量资料,具有连续变化的特征(图 2-6)。

制图要求:以横轴表示自变量 X,纵轴表示因变量 Y;纵轴和横轴的尺度起点可根据资料的情况而定。

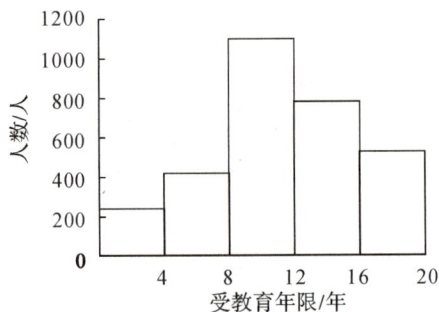

图 2-5　某年某地居民受教育年限分布

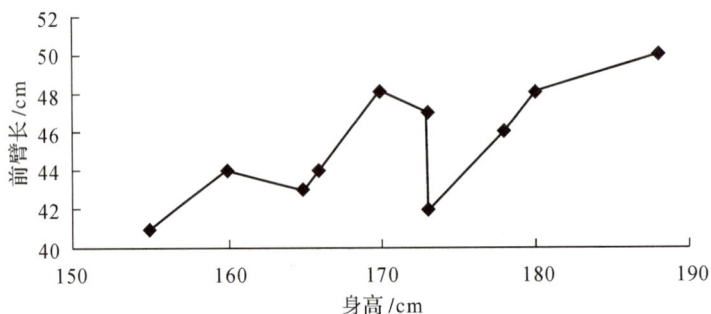

图 2-6　11 名男青年身高与前臂长的关系

同步训练

1. 护士小李等进行了心肌梗死并发休克患者护理措施的研究，将一共 23 名患者随机分成甲、乙两组，小李等对甲、乙两组患者分别采取不同的护理措施进行对比研究。研究完成后撰写论文，论文中绘制了表 2-4，请指出不对之处，在 Word 中绘制正确的表格。

表 2-4　论文中的表格

并发症	甲组			乙组		
	例数	结果		例数	结果	
		良好	死亡		良好	死亡
休克	13	7	6	12	8	4

2. 表 2-5 列出的是亚洲几个国家的成人 HIV 感染率情况。试选择合适的统计图来描述这组数据。

表 2-5　亚洲几个国家的成人 HIV 感染率情况

国家	成人 HIV 感染率/%
柬埔寨	2.40
泰国	2.23
缅甸	1.79
印度	0.82
中国	0.76

（盛爱萍）

第二节　护理参考文献的选择与使用

学习要点

1. 理解参考文献的类型,选择方法、途径和步骤。
2. 熟悉参考文献使用方式。
3. 了解参考文献选择与使用的注意事项。

护理人员在开展护理科研的过程中,无论是选题,还是对比分析其研究成果,都离不开文献检索。参考文献的合理选择与使用是护理科研人员开展护理科研必须要认真对待的一项工作,这对提高护理科研水平有积极促进作用。

任务导入

护理人员在确定科研选题,进行课题申报、论文撰写时常需要参考文献。如何选择合适的参考文献,参考文献中的内容如何正确引用,参考文献如何在论文中标注,这是我们要解决的问题。

模块一　参考文献选择

参考文献(reference)是在学术研究过程中,对某一著作或论文的整体的参考或借鉴。也就是文章或著作等写作过程中参考过的文献。文献的引用和被引用，是科技知识和信息内容的一种继承和发展，是科学不断发展的标志之一。参考文献不仅是评价作者论文质量的重要依据，也是评价论文登载的刊物质量的重要依据。

参考文献的作用主要体现在：①表明科学研究的继承性与发展历史；②尊重他人的研究成果，尊重知识产权，减少学术腐败；③真实反映论著的某些论点、数据、信息的来龙去脉；④精炼文字，缩短篇幅；⑤促进情报科学和文献计量学研究，推动学科发展。

一、护理研究相关的参考文献类型

文献的类型很多，按照文献的载体类型分，有印刷型等；按照文献的发布类型分，有图书、期刊、特种文献（包括研究报告、专利文献、学位论文、技术标准、会议论文、网络信息）等；按照文献的级别又可分为四层次文献。医学期刊参考文献主要语种有中文和英文，英文是外文参考文献最主要的文种。

护理人员在开展护理研究过程中最常用的类型是图书、期刊，其中图书以印刷型为代表，期刊则以电子出版型与印刷型并重。

纸质图书，主要包括各种专业教材、工具书、相关专著等，既可为护理人员的工作提供帮助，也可作为护理科研撰写论文时的参考。无论是电子出版型还是印刷型期刊，其实质都一样，应根据护理人员的需要选择，可作为护理人员工作指导用书，也可作为护理科研撰写论文时的参考。

我国医学期刊种类很多，中国生物医学期刊引文数据库收录的 1994 年以来的中国生物医学来源期刊就有 1400 余种，其中护理类期刊近 100 种。护理人员应该经常关注与自己专业相关的图书、期刊，这是做好护理科研知识积累、知识创新的前提，可为护理科研打下基础。

二、护理研究相关的参考文献选择

要选择高质量的参考文献，应遵循以下原则：

一是护理研究人员应关注最新的研究动态，选择最新相关研究成果报道，以提高参考文献内容的新颖性程度。医学期刊的中文引用高峰期通常为发文后的 1～3 年，外文稍有滞后。医学学科发展迅速，参考文献老化速度越来越快，尽量引用近期的研究成果和现行的国际、国内标准。一般要求选择近 5 年的期刊或图书，特殊情况下可延长 1～2 年。

二是尽可能选择护理类杂志，如《中华护理杂志》《中国实用护理杂志》《护士进修杂志》《解放军护理杂志》《护理与康复》等。对于综合性期刊中有设置护理研究相关栏目的，护理研究时也可选择，如《中华内科杂志》《中华外科杂志》《中华医院感染学杂志》《中国医院管理》等。当然还可以选择其他期刊,对于研究报告等也是同样要求。

三是尽可能选择护理类图书,主要包括护理专业教材(以本科教材为主)、临床护理相关专著等。出版社宜选择与医学护理教育密切相关的出版社。

四是掌握可靠性原则,科学研究本身就要求治学严谨。凡选择的参考文献,一定要读原文,保证其可靠性,以便读者考证;原文可以是纸质稿,也可以是电子稿,一般来说主张选择电子稿,既可节省时间,又能节省成本。

模块二　参考文献使用

医学期刊参考文献是医学论文不可或缺的内容,是构成完整论文的重要组成部分。医学期刊参考文献对提高医学刊物水平及其论文质量,促进医学科学的交流和发展有着不可替代的作用。科技论文引用参考文献显示了科学的继承性,是对他人研究成果的尊重,也表示作者吸收外部信息的能力,能体现论文水平和质量。因此,规范、合理地使用参考文献对提高医学刊物水平及其论文质量,促进医学的发展和交流具有积极的作用。

一、使用的原则

选出若干参考文献后,使用参考文献应遵循以下原则。

一是准确性原则。参考文献所引用的论点、数据、结论等必须准确无误,不能随意更改和断章取义。一般在阅读参考文献原文的基础上,再重点阅读摘要、研究结果、结论等部分。

二是适度性原则。在选出的参考文献中找出与所研究内容密切相关的内容,以提高内容的适用性,如果文献较多,则选择有代表性的期刊或图书作为参考文献使用。参考文献并非多多益善,正如写文章一样,有话则长,无话则短,参考文献也是当引则引,不能单纯追求数量,论著类一般不超过 10 条,综述类不超过 20 条,当然参考文献数量各杂志社的要求会有差异。

三是客观性原则。参考文献的选取应遵循客观、公正的原则。在文中引用他人或自己已明确提出的方法、数据、结果、结论等作为论文的依据时,均应将其列为参考文献。

二、使用方法

一般来说,参考文献后可给你的课题申报或论文撰写提供参考。对于论文来说,在前言、方法、讨论中都可引用参考文献,在课题申报中撰写国内外研究现状时也会大量使用参考文献,可以说使用好参考文献是提高课题申报质量和论文撰写质量十分重要的一个环节。护理研究工作者,应注意使用方法,以发挥好参考文献的作用。

参考文献的著录格式

(一)参考文献标注

关于参考文献的标注,我国普遍使用顺序编码制,即在正文中凡引用的文献均按出现先后顺序用阿拉伯数字连续编码,并将序号置于方括号内,标注符号是"[××]",两篇以上同样观点论文不连续序号用逗号分开,如"[3,7,9]",表示引用参考文献第3、第7、第9篇。两篇以上同样观点论文连续序号中间用"~"连接,如"[11~13]",表示引用参考文献第11、12、13篇。标注在所指引处的右上角。标注位置是所引用论文字句的末尾或一句话的最后,紧挨标点符号,也可标注在引语之前。

1. "谢玉珍[10]研究发现,通过对骨科专科护士职业暴露风险因素评估与干预,职业暴露发生率明显降低($P<0.01$)"。表示本论文引用了谢玉珍对骨科专科护士职业暴露发生率的研究结果,而且属于第10篇参考文献,标注在引用文字前。

2. "预防和减少并发症的发生、发展,降低致残率和病死率为糖尿病的治疗重点[5,6]。我院内分泌科为了给糖尿病患者提供良好的医疗服务,提高糖尿病患者的生命质量,借鉴其他科室人性化护理的经验,实施了符合我科实际情况的人性化护理方法,经临床验证,具有以下优点"。表示本论文第5,6篇文章强调了糖尿病治疗重点是预防和减少并发症,降低致残率和病死率,标注在引用文字后。

(二)参考文献的排列

所引用的文献排列于文末,在参考文献栏目中列出。如下以《信息与文献 参考文献著录规范》(GB/T7714—2015)为例说明参考文献的列出方式。

1. 期刊

格式是[序号]作者.题(篇)名[J].刊物名,出版年,卷号(期号):起页-止页.

[1]郑力新,朱锡华.人淋巴毒素基因5′侧翼序列功能分析[J].免疫学杂志,1992,8(1):10-14.

注释:[1]表示本参考文献是论文第1篇参考文献;郑力新,朱锡华为本参考文献作者,本参考文献发表在《免疫学杂志》1992年第8卷第1期第10至14页。[J]表示文献类型为期刊。

[5]范丽凤,潘长玉,田慧.全程糖尿病健康教育模式的建立与实践[J].中华护理杂志,2001,36(4):249-252.

注释:[5]表示本参考文献是论文第5篇参考文献;范丽凤,潘长玉,田慧为本参考文献作者,本参考文献发表在《中华护理杂志》2001年第36卷第4期第249至252页。[J]表示文献类型为期刊。

[6]苏银利,吴元清,张广宁,等.影响学生护士执业考试成绩的相关因素分析[J].中华护理教育,2010,7(4):178-180.

注释:[6]表示本参考文献位列论文第6篇参考文献;本参考文献作者超过3个,苏银利,吴元清,张广宁为前三位。作者为1～3名时需全部列出,3名以上只列前3名,后加"等"字,如果是英语文献,作者超过3名,后加"et al"。本参考文献发表在《中华护理教育杂志》2010年第7卷第4期第178至180页。[J]表示文献类型为期刊。

2.专著

格式包括[序号]作者.书名[M].版本(第1版可省略).出版地:出版者,出版年:起页－止页;或作者.章节文题[M]//主编者.书名.版次(卷次).出版地:出版社,出版年:起页－止页.

[2]林巧稚.妇科肿瘤[M].2版.北京:人民卫生出版社,1982:127-168.

注释:[2]表示第2篇参考文献,主编为林巧稚,书名为《妇科肿瘤》,出版地为北京,第2版,出版社为人民卫生出版社,1982年出版,参考的内容在本参考文献的第127至168页。[M]表示文献类型为图书。

(三)注意事项

1.内部资料不作为参考文献,文摘一般不作为参考文献,但国外医学某某分册除外,如可引用国外医学护理学分册。

2.在表格或插图说明中引用的文献,亦应按照该表格或插图在正文中首次出现的顺序来编码。

3.中文期刊用全名,外文期刊名称用缩写,以 *Index Medicus* 中的格式为准。

4.引用参考文献的序号必须与论文内标注的序号完全一致。

同步训练

[案例1](1～3题共用题干)以下是一篇名为"基于全国CLEN考试为导向的高职护理专业毕业考试模式改革效果分析"文章的参考文献,本文在2012年投稿给杂志社。

原文如下:

参考文献

[1]＊＊＊.实施护士资格考试制度和护士执业注册制度的体会[J].中国护理管理,2002,6(1):19.

[2]＊＊＊.我国本科护理教育的进展[J].中国护理管理,2007,7(6):42-44.

[3]＊＊＊,＊＊＊,＊＊＊,等.高职高专护理学专业毕业考试模式的研究与应用[J].衢州医药(内刊),2006,21(9):807-809.

分析以上内容,回答以下问题。

1.第一篇参考文献存在的主要问题是　　　　　　　　　　　　　（　　）

　A.杂志太陈旧　　　　　　　　　　B.杂志针对性不强

　C.杂志卷、期展示错误　　　　　　D.以上三个问题都存在

2.第二篇参考文献存在的主要问题是　　　　　　　　　　　　　（　　）

　A.杂志太陈旧　　　　　　　　　　B.是研究本科的,针对性不强

　C.杂志卷、期展示错误　　　　　　D.以上三个问题都存在

3.第三篇参考文献存在的主要问题是　　　　　　　　　　　　　（　　）

　A.杂志太陈旧　　　　　　　　　　B.是研究本科的,针对性不强

　C.杂志卷、期展示错误　　　　　　D.是内部刊物,不宜选用

[案例2](4～9题共用题干)以下是一位作者引用的篇参考文献,请问在参考文献列出方面有哪些错误之处(至少有四处错误)。

参考文献

[1]钟延旭,付燕,王宇明,张明明.农村艾滋病患者心理和社交变化的纵向分析[J].中国全科医学,2012,15(1A):80-81.

[2]周小兰,卢次勇,陈维清,等.农村居民艾滋病/性病知识、态度及行为调查[J].中国公共卫生,2010,26(8).

[3]张兴华,徐凤霞,王沐荣,等.医护人员艾滋病防治知识的调查分析[J].中华医院感染学杂志,2007,第11期:1382-1384.

[4]康殿民,刘学真,黄涛,等.山东省医务人员艾滋病防治知识调查.中国艾滋病性病,2004,10(6):439-441.

[5]杨绍基,任红.李兰娟,等.传染病学[M].第7版,人民卫生出版社,2008:120-130.

[6]刘克洲,陈智.人类病毒性疾病.第1版,北京:人民卫生出版社,2010:129-141.

分析以上内容,回答以下问题:

4.第一篇参考文献存在的主要问题是 （　　）

A.杂志太陈旧

B.杂志针对性不强

C.超过3位作者,第4位不需要列出,改为用"等"表示

D.以上三个问题都存在

5.第二篇参考文献存在的主要问题是 （　　）

A.参考文献具体页码没有标出

B.杂志针对性不强

C.作者均需列出

D.以上三个问题都存在

6.第三篇参考文献存在的主要问题是 （　　）

A.杂志太陈旧　　　　　　　　　B.杂志内容针对性不强

C.杂志卷、期展示错误　　　　　D.以上三个问题都存在

7.第四篇参考文献存在的主要问题是 （　　）

A.作者均需列出　　　　　　　　B.期刊类型[J]没有在标题后标出

C.杂志卷、期展示错误　　　　　D.以上三个问题都存在

8.第五篇参考文献存在的主要问题是 （　　）

A.作者均需列出　　　　　　　　B.期刊类型[J]没有在标题后标出

C.杂志卷、期展示错误　　　　　D.出版地没有列出

9.第六篇参考文献存在的主要问题是 （　　）

A.第1版不需要写出,书后代码[M]没有列出

B.期刊类型[J]没有在标题后标出

C.杂志卷、期展示错误

D.出版地没有列出

（饶和平）

第三节　护理论文的种类与基本格式

学习要点 ▶

1. 了解论文的种类。
2. 掌握论著类论文基本格式。
3. 熟悉综述论文、经验类论文基本格式。

护理论文是指护理学领域中的学术论文,是将护理学科中新的理论、技术、成果和经验等以严谨的科学态度、准确的语言文字,加以介绍和表达的专业性、论述性文章。护理学术论文的内容和形式多样,常见有护理科研论文、综述论文、个案研究论文和经验论文等。学术论文的格式也较多样化,并不要求完全按一种格式写作。本节对常见的论文有关书写格式进行介绍,便于读者掌握和理解。

任务导入 ▶

国际医学期刊编辑委员会根据实践和国际上沿用的习惯,在《生物医学期刊投稿统一要求》中,规定论文格式应由文题、作者署名、摘要、关键词、正文和参考文献等几部分组成。这一节要求我们掌握论文的种类和基本格式。

模块一　护理论文的常见种类

一、论文可以按照以下几种方法分类

论文的分类方法如表 2-6 所示。

表 2-6　论文的分类及常见形式

分类法	常见形式
按照论文的格式	护理论著(护理科研论文)、护理综述论文、护理个案论文、护理经验论文
按期刊目次	述评、护理论著、专题研究论文、护理综述、病例报告(个案研究)
按照学科	护理学、临床医学、预防医学、康复医学、社会医学、基础医学

二、按照论文的格式分类的解释

（一）护理论著

护理论著指按照科研设计方案，通过实验性研究和观察性研究获得的第一手研究资料（原始数据），并通过资料整理、统计学处理、分析而撰写的论文。

（二）护理综述

护理综述是对护理文献资料的综合评述，指作者在阅读大量原始文献后，对文献中提出的或探讨的某些护理问题的进展情况，经过归纳、总结、对比、分析和评价（即把多篇相关文献综合加工），并加上自己的观点而写成的一种专题性的学术论文。

（三）护理经验

护理经验指着重总结临床工作经验或体会而写作的论文，可通过典型病例介绍、收集患者的反馈意见或文字描述，分析和解释产生护理效果的原因，并阐明其理论根据，总结出新认识和新观点。

（四）个案研究

个案研究是针对发生在临床上的特殊病例，将其护理过程中对科研或临床护理实践有意义的部分，做详细报告、分析的一种论文写作体裁。

🎥 论著的格式与种类

模块二 护理论文的基本格式

一、护理论著基本格式

（一）前置部分

这部分包括文题、作者署名和单位、摘要、关键词。

（二）主体部分

这部分包括前言、对象与方法、结果、讨论、（结论）、致谢、参考文献。

（三）附录部分

这部分包括图表、照片、作者附言。

不同气道湿化和吸痰方法对预防急性呼吸窘迫综合征患者痰痂形成的影响

【摘要】目的：×××方法：×××结果：×××结论：与传统间断气道湿化及开放式吸痰方法相比，采用恒速小量持续气道湿化和密闭式吸痰方法能使患者氧饱和度下降幅度小，呛咳反应轻，有效预防痰痂形成。

【关键词】呼吸窘迫综合征；成人；通气，机械；吸痰；气道湿化

急性呼吸窘迫综合征（ARDS）病程中机械通气是患者生命的支持手段[1]。×××我们采取了不同气道湿化和吸痰方法，观察患者的症状反应。以探讨 ARDS 患者合适的气道管理方法。

1. 研究对象

选择 2008 年 9 月至 2010 年 3 月入住我科 ICU 的 ARDS 患者 96 例，诊断符合《急性肺损伤/急性呼吸窘迫综合征的诊断标准》[3]，按单双数分为试验组和对照组，各 48 例。×××××两组在年龄、性别、机械通气时间、镇静药使用等方面的比较差异无统计学意义（$P>0.05$）。

2. 方法

2.1 研究人员与研究工具的选择

×××××

2.2 干预方法

(1)纤维支气管镜吸痰及检查。×××(2)试验组 ①采用密闭式吸痰方法。×××②恒速少量持续气道湿化。×××(3)对照组 ①采用开放式吸痰。×××②传统间断气道湿化法。×××

2.3 评价指标

(1)痰液黏稠度分度：Ⅰ度：×××；Ⅱ度：×××；Ⅲ度：×××。(2)适时吸痰指征 ①患者出现呛咳或憋气；②听诊有痰鸣音；③床旁可闻及痰鸣音。(3)湿化及吸痰中患者的反应：刺激性咳嗽：在吸痰过程中发生连续性咳嗽；呼吸窘迫：患者呼吸困难，呼吸频率、节律发生改变。

2.4 统计学方法

××××

3. 结果

3.1 插管后两种湿化方法痰液黏稠度与痰痂形成比较

插管 24h 时。两组Ⅰ～Ⅲ度痰液黏稠度比较差异无统计学意义（$P>0.05$），痰痂形成比较差异有统计学意义（$P<0.01$）。72h 及 120h 时，两组Ⅰ～Ⅲ度痰液黏稠度和痰痂形成比较，差异均有统计学意义（$P<0.01$）。

3.2 吸痰后不同时间两组患者的 SPOZ 变化

3.3 两组湿化及吸痰中患者的反应症状

4.讨论

4.1 持续气道湿化的重要性

×××

4.2 密闭式吸痰的优点

×××

参考文献

×××

二、护理综述基本格式

(一)前置部分

前置部分包括文题、作者署名和单位、关键词。

(二)主体部分

主体部分包括前言(引言)、正文、小结、参考文献。

正文是综述的主体部分,也是综述的重点。这部分内容包括提出问题、分析问题和解决问题,通过比较各专家学者的论据,结合作者自己的研究成果、经验和观点,从不同角度来阐明有关护理问题的历史背景、现状、争论焦点或存在问题、发展方向和解决办法等。主体部分无固定的写作格式,一般由作者在列出的写作提纲中确定几个要论述的问题,分段叙述。内容要紧扣主题,有根据,切忌主观臆断。在写作过程中要引用各种文献资料来帮助说明问题,引文资料的选择要具有理论和实践意义,创新且成熟可靠。注意引用他人资料要严肃,不可歪曲原作精神,要尊重别人的工作。论述问题要明确,对不同观点一般将肯定的意见写在前面,否定的见解写在后面,作者结合自己的工作或经验发表自己的观点。注意避免只片面写符合自己观点的资料,不设图表。

清洁灌肠的护理进展

清洁灌肠是将一定量的液体由肛门经直肠灌入结肠,以帮助患者排便、排气、清洁肠道,是基础护理操作中最常用的技术操作之一。传统的灌肠筒灌肠法因器械不佳、方法落后,存在不易观察、灌肠液易外溢、保留时间短等不足,影响了灌肠效果。为提高灌肠效果,国内护理同仁在灌肠器材、操作技术及注意事项等方面做了大量的研究,现综述如下。

1.灌肠器材的改进

1.1 硅胶肛管

×××

1.2 气囊肛管[1]双腔球囊式导尿管[2]

×××

1.3 防漏式灌肠器[3]

×××

1.4 DGY-2 型电脑灌肠仪[4]

×××

1.5 输液式温控不锈钢灌肠筒[5]

×××

1.6 小儿灌肠器[6]

×××

1.7 一次性用物灌肠需多次反复灌洗,而传统肛管较硬,对肛门及肠黏膜刺激性较大,特别是小儿。临床上有的采用一次性胃管[7]、一次性吸痰管[8]、一次性输液器(头皮针剪去针头直接将软管插入肛门)[9]给予小儿清洁灌肠,利于减轻患儿的痛苦。一次性特殊灌肠器[10]具有液袋、导管、调节器、加压球、气囊、注气口等 6 个主要组成部分。

2.灌肠操作技术的进展

2.1 体位

×××

2.2 插管深度

×××

2.3 插管操作的角度

×××

综上所述,清洁灌肠方法的改进应既体现科学性,又体现人文性;既要达到清洁肠道的目的,也要充分考虑到患者的感受。目前灌肠器材种类繁多,应进一步研究,总结已改良的器材和方法,对传统的灌肠法进行补充修改,根据新的技术进展制定清洁灌肠的规范,以改善和提高护理质量。

参考文献

×××

三、护理经验论文格式

目前,有不少护理论文是总结介绍护士工作的经验(体会),护理经验也是很重要的一类护理论文题材。护理学是一门应用学科,非常重视实践经验,因此,通过总结工作经验,可对提高学科专业发展起推动作用,并能提供进一步的科研线索。着重总结临床工作经验或体会写作的论文,可称之为"护理经验(体会)论文"。它的写作方法与护理科研论文的思路和格式也是很相似的。切忌将经验介绍写成工作汇报形式,否则会降低论文的学术性。护理经验论文基本格式如下。

(一)前置部分

前置部分包括文题、作者署名和单位、摘要、关键词。文题、作者署名和单位、关键词书写格式与论著类论文相同。摘要不按照四要素格式,而用一段文字对全文主要内容进行概括。

(二)主体部分

主体部分包括前言、临床资料、护理方法、体会(小结、讨论)。临床资料包括:①患者一般情况;②病史;③医护过程及效果;④结果(转归)等。护理方法:应具体、实用,紧密联系临床资料,结合新方法、新技术的创新,避免常规护理内容,写出特色,为临床护理工作提供借鉴。

护理经验论文与科研论文不同之处在于,科研论文正文的第二部分,要介绍科研设计内容,即有关资料来源和方法;而护理经验论文在这一部分,则需将获得经验和体会的具体做法予以详细介绍,以便读者理解和学习。另外,在第三部分结果部分,护理经验论文应着重报告护理的效果,可通过典型病例介绍、收集患者的反馈意见或文字描述,把临床效果描述出来。第四部分讨论部分主要是评价效果,着重分析和解释产生护理效果的原因和理论根据,并总结出新认识和新论点。

优质护理服务在神经外科的应用与实践

为进一步加强医院临床护理工作,提供优质的护理服务。2010 年 1 月卫生部下发了《2010 年"优质护理服务示范工程"活动方案》,我院积极响应卫生部的号召,开展临床护理优质服务。我们神经外科有幸成为医院第一个试点科室。众所周知,基层医院的神经外科重型颅脑外伤患者多、危重症患者多、基础护理工作繁重,而护士的配置相对不足。在这样"三多一少"的情况下,我科对护士工作时间及工作模式等进行了优化调整。并综合采取主动护理等多种措施加强整体护理,在满足患者生活需要的同时更保障患者的安全[1],取得了让患者满意、医护人员满意、社会满意的效果。本文将我院神经外科在此方面的工作予以总结,现报道如下。

一、实施临床优质护理服务的前提条件

1.医院领导强有力的支持。实施临床优质护理服务最关键的是院领导的强力支撑[2]。我院×××

2.科室主任的理解与支持。×××

3.护理人员转变理念。我科×××

二、优质护理服务的实施

1.临床护理工作时间的优化管理。×××

2.护理人员的分级管理。×××

3.落实基础护理。×××

三、实施效果

经过4个多月的试点,护理部对我科进行了满意度调查,分为护士、医生、住院患者和出院患者满意度调查。直接服务于患者的,临床一线的23位护士对变革的护理模式满意度为95.6%。她们觉得新的护理模式使她们更加明确了护士的责任和职责,护患关系更加和谐,护士成就感提高。医生满意度为97.5%。他们觉得新的护理模式把患者交给护士,让他们更加放心,危重症患者由高年资责任组长亲自护理,基础护理到位了,并发症减少了,纠纷矛盾也减少了。住院患者及出院患者的满意度均为100%,因神经外科患者病程长,原来家属均要请假照顾患者,现在家属不会再因照顾患者耽误工作生活而烦恼了。

四、体会

实施优质护理服务新模式后,作为基层管理者的护士长在开始实施阶段每天、每个时间段都要对各层级护理人员的工作进行评估和效果评价,召开公休座谈会,征求患者、家属及医生的意见和建议,不断地优化工作流程,使护理工作规范优质,使患者感到安全舒适。护理优质服务的核心内容是"加强落实基础护理,深化整体护理内涵",护理管理者着力于从理顺护理管理体制、科学配置人力资源、落实护理责任制、加强医护患沟通、简化护理记录书写、实施现场护理质控等方面创新工作思路[3]。

参考文献

×××

四、个案研究论文格式

个案护理是护士在临床护理工作中针对一例或一类疾病的病例报告,可以是成功的经验,也可以是失败的教训,对其今后从事护理工作具有特殊意义。个案护理是选择工作中遇到的一些具有特殊性或典型代表性的成功病例,总结在护理过程中的经验和体会,是对一个病例的深入剖析,以探索疾病在医护工作中的个性特征和共性规律,属于经验型文章的一种。写个案护理是很多人写作的开始。个案研究论文格式如下。

(一)前置部分

前置部分包括文题、作者、摘要、关键词、英文摘要。

(二)正文部分

正文部分包括前言、病例介绍或临床资料,护理、出院指导或家庭康复指导,讨论,体会或小结,参考文献。

前言主要介绍病例选择的依据,叙述所选病例是否为少见特殊的病例,其特殊性在何处,并介绍个案写作的目的与意义。

病例要重点介绍与护理有关的内容,不要过多介绍医生的诊断治疗措施。病例简介包括:①患者一般情况;②病史;③医护过程及效果;④转归等。

如何护理是个案护理写作的重点内容。应按护理类别详细介绍护理方法、措施及具体做法,特别是根据个体不同情况采取的一些创新尝试和独特做法,要详细具体介绍,以体现文章的特色。出院指导或家庭康复指导可并入"护理"项目中写作,也可不写。讨论、体会或小结字数控制在 300 字以内,主要说明特殊病例的护理特点,与常规护理的不同之处,以及主要的护理问题,护理配合治疗的重点,重要的或关键的护理措施、独特护理的创新尝试、新见解、新做法,护理效果评价、护理体会、概述性总结。

原发性获得性黑色素沉着症患者 1 例的护理体会

原发性获得性黑色素沉着症是一种成人眼结膜黑色素细胞增生病变,多为单侧结膜患病。表现为弥漫性扁平的棕褐色色素沉着,可随结膜移动。临床过程漫长而多变,长期静止或偶发性自行消退,或多年保持良性过程但向各方缓慢扩展,如侵及角膜缘则周边部角膜上皮就会有黑色素沉着。据文献统计,有 17% 的原发性获得性黑色素沉着症在 5~10 年可变为恶性黑色素瘤。2009 年 11 月我院收治 1 例原发性获得性黑色素沉着症患者,现将护理体会报告如下。

一、一般资料

患者,女,39岁,因左眼白睛发黑,视力下降加重半年,于2009年11月7日入院,诊断为原发性获得性黑色素沉着症。眼科检查左眼视力0.3,眼压正常,角膜缘外约5mm,全周褐色色素沉着,角膜上皮弥漫褐色色素沉着,基质无水肿,房闪,瞳孔圆,晶体透明、小,瞳下视盘边界清,双眼视盘比C/D约0.3,中心凹反光可见。原发性获得性黑色素沉着症比较罕见,我院进行了科主任疑难病例讨论。由于该病的恶变率为17%,故讨论决定行手术切除病灶进行病理检查明确病变良恶性质,并行X线胸片和腹部B超检查明确有无全身转移以协助诊断和治疗。确定的手术方式为,在球周阻滞麻醉下行左眼角膜上皮刮除+球结膜病灶切除+羊膜培养干细胞移植术,根据病理检查结果确定是否需行扩大切除冷冻或化疗。患者于2009年11月9日进行了手术,手术顺利,经积极治疗后患者出院视力左眼0.2,患者随诊观察13个月未见复发和恶变迹象,矫正视力0.6,与术前完全一样。

二、护理

2.1 术前心理护理 原发性获得性黑色素沉着症是我院近17年接诊的首例病例,查阅大量资料未见报道。患者曾去过多所医院就诊均未确诊,所以心理压力很大,情绪低落,产生恐惧忧郁甚至绝望等不良情绪。术前加强心理护理显得特别重要。护士主动与患者和家属沟通,耐心仔细地疏导患者,与患者建立良好的护患关系,让其了解病情,有针对性地进行疾病知识的宣教。通过讲解手术过程、术前术中的注意事项,缓解患者紧张恐惧心理。同时,发挥家属的支持作用帮助患者树立和增强战胜疾病的信心,积极配合手术治疗。

2.2 术中配合 进手术室后协助患者取舒适的仰卧位。关心体贴患者,放轻松的音乐转移其注意力,减轻其陌生、紧张的心理。研究表明,听音乐可以减轻焦虑情绪,改善手术事件引起的心理应激反应。2%盐酸利多卡因3mL+1%甲磺酸罗哌卡因6mL+玻璃酸酶70U行球周阻滞麻醉+眼轮匝肌麻醉×××膜表面用尼龙线间断缝合,固定羊膜及球结膜。荧光素染色见培养的细胞完整,结膜囊应用氧氟沙星眼膏包眼。手术顺利。

2.3 术后处置 告知患者角膜结膜病灶切除干净,手术成功。由于角膜上皮全部刮除会有明显的眼部刺激症状如异物感、疼痛、畏光、流泪等,白天嘱患者多听音乐以转移注意力,夜晚应遵医嘱使用催眠药物以促进睡眠,勿用力挤眼及揉眼避免羊膜脱出影响手术效果。术后包扎术眼并限制眼球运动,保持敷料清洁干燥渗湿,污染时及时更换。术后第1天给予0.5%左氧氟沙星眼水和0.3%氧氟沙星眼膏点眼以预防术后感染。×××

2.4 出院指导　出院前教会患者家属掌握正确的滴眼方法。滴眼药水前要先洗手，注意眼周卫生，滴 2 种或 2 种以上眼药水应间隔 5～10min，遵医嘱按时用药，交代用药方法、剂量、时间。指导患者生活要有规律，保持心情舒畅，注意休息，饮食易消化，多吃蔬菜，忌辛辣、烟酒等刺激性食物，告知患者出院后定期复诊，若有不适或异常症状应立即就诊。向患者讲明长期随访的重要性并长期跟踪随访。

参考文献

×××

同步训练

1. 综述写作前置部分书写格式包括　　　　　　　　　　　　　　（　　）

A. 文题　　　　　　　　　　　　　　　　B. 作者署名

C. 摘要　　　　　　　　　　　　　　　　D. 关键词

2. 综述写作正文部分包括　　　　　　　　　　　　　　　　　　（　　）

A. 前言（引言）　　　　　　　　　　　　B. 中心部分

C. 小结　　　　　　　　　　　　　　　　D. 参考文献

3. 经验总结类论文摘要写作格式包括　　　　　　　　　　　　　（　　）

A. 目的　　　　　　　　　　　　　　　　B. 方法

C. 结果、结论　　　　　　　　　　　　　D. 一段文字对全文主要内容进行概括

4. 经验总结类论文主体部分包括　　　　　　　　　　　　　　　（　　）

A. 前言　　　　　　　　　　　　　　　　B. 临床资料

C. 护理方法与体会　　　　　　　　　　　D. 摘要

5. 以下是一篇个案护理文章，阅读并回答问题。

1 例创伤弧菌感染致多脏器功能衰竭的护理

（×××　某某市某某区人民医院　324000）

[摘要] 2010 年 7 月，某院收治一例创伤弧菌感染致多脏器功能衰竭患者，经有效的治疗和护理，患者治愈出院。

[关键词] 创伤弧菌；多脏器功能衰竭；护理

[病例介绍] 患者，男性，34 岁，居住于沿海地区，喜食海鲜。因"右小腿肿痛伴发热 1d"于 2010 年 7 月 31 日来院急诊，拟"右下肢感染，脓毒性休克，创伤弧菌感染，多脏器功能衰竭，慢性乙肝"收住入院。患者 4d 前生食螃蟹，1d 前出现右下肢发红、肿胀、疼痛，伴发热、畏寒、寒战，体温最高 39.0℃，右小腿红肿进展迅速，胫前及腓肠

肌出现皮肤瘀斑伴血疱,触痛不明显,皮肤张力偏高,排尿次数减少。入院查体:T 38.3℃,P 106 次/min,R 30 次/min,BP 68/36 mmHg。神志清醒,急病面容,右下肢发红,肿胀,疼痛,右侧胫前及腓肠肌出现皮肤瘀斑伴血疱,触痛不明显,皮肤张力偏高。实验室检查:血常规:白细胞 7.17×10^9/L,红细胞 2.33×10^{12}/L,血红蛋白 91g/L,血小板 26×10^9/L,中性粒细胞百分数 0.83。凝血谱:凝血酶原时间 19.6s,活化部分凝血活酶时间 47.3s,凝血酶原活动度 48%,纤维蛋白原 4.7g/L。肝肾功能:肌酐 316μmol/L,尿素氮 17.2mmol/L,白蛋白 21.2g/L。心肌酶谱:肌酸激酶 202U/L,肌酸激酶同工酶 20U/L,谷丙转氨酶 118U/L。血气分析:PH 7.284,PaO$_2$ 72mmHg,PaCO$_2$ 36.1mmHg,BE −9.0mmol/L。综合上述检验结果,患者出现了急性肾功能不全,代谢性酸中毒,出凝血障碍,主要的护理难点是病情进展迅速,需协助明确诊断;应配合进行对症支持治疗及有效的心理护理。立即予液体复苏,多巴胺 160mg+去甲肾上腺素 4mg 微泵输注维持升压,舒普深 3.0g b.i.d. iv.gtt. 抗感染,碳酸氢钠 125mL iv.gtt. 纠酸,古拉定 1200mg,思美泰 1000mg q.d. iv.gtt. 保肝治疗,同时急诊行右小腿切开减张术。于 2010 年 8 月 18 日行右下肢清创植皮+负压封闭引流术。于 2010 年 9 月 11 日治愈出院。患者出院后门诊随访两年,前半年每月随访一次,然后每六个月随访一次。随访内容包括 3 方面:右下肢创面;血象、肝功能;是否落实健康宣教的内容。患者末次随访时间为 2012 年 8 月 10 日,右下肢创面完全愈合,肢体功能正常。血象、肝功能基本正常;日常生活中不生食海鲜,有皮肤创口时不接触海水,平时坚持锻炼身体。

[讨论]创伤弧菌感染起病急,进展快,病死率高,早期诊断极其重要。一旦诊断明确,应立即协助医生行抗感染、抗休克、扩容、升压、护肝及创面处理,尽早行患肢切开减压及其他外科治疗是改善预后的关键。带菌海水、牡蛎等贝壳类海洋生物是创伤弧菌感染性疾病的主要传播媒介。该病好发于慢性肝病人群。因此,加强宣传生食海鲜或接触海水对慢性肝病患者的危险至关重要。

[护理]

(1)全面评估,协助诊断 ×××

(2)密切监测生命体征 ×××

(3)MODS 的护理 ×××

(4)患肢护理 ×××

(5)隔离护理 ×××

(6)心理护理 ×××

(7)健康宣教 ×××

本科施行层级权责一体化护理模式,即每组护理人员固定,在一段时间内,共同照顾一组患者的全部护理。责任护士根据患者不同时期的健康需求,实施个性化、循序渐进的健康教育,调动了患者学习的主观能动性,保证了健康教育的有效性。该患者既往有慢性乙肝病史,具备创伤弧菌感染的高危因素。因此,我们加强了健康宣教:指导患者出院后不生食海鲜,不喝生水,不吃不洁食品;有皮肤创口时不接触海水。针对患肢情况,告知患者定期参与烧伤科门诊随访、换药,进行综合防疤治疗。注意防治创面感染,如有渗液渗血,及时参与门诊随访。定期参与肝病门诊随访。实施层级权责一体化护理模式后,健康教育对象扩大到家属及其社会支持系统,而家属和社会的支持配合是提高患者依从性的关键。根据患者出院后两年的随访记录,其出院后能遵循健康宣教的内容。

[参考文献]

[1] Klontz K C, Lieb S, Schreiber M, et al. Syndromes of vibfio vulnificus infection: clinical and epidemiologic features in Florida cases, 1981-1987[J]. Annals of Interal Medicine, 1988, 109(4):318-323.

[2] 卢中秋,洪广亮. 创伤弧菌脓毒症诊治进展[J]. 临床外科杂志,2011,19(3):159-162.

请指出书写格式有何不妥 （　　）

A. 摘要过于简单

B. 正文部分缺少前言,未指出该病例的特殊性和写作目的

C. 讨论部分应放在正文最后,参考文献之前

D. 关键词位置错误

（饶和平）

第四节　护理论著论文撰写

学习要点▶

1. 理解论著撰写过程、步骤。

2. 熟悉论著撰写方法和注意事项。

3. 了解论著撰写易出现的问题。

护理研究论文包括综述、论著、经验、个案讨论等形式,其中论著类论文是护理研究论文最常见的一种形式,特别是对于晋升卫生系统副高级以上职称的人员更加重要。因此论著类论文的撰写是广大护理人员最为关注的。

任务导入

在前面的教学内容中已经对论文格式做了介绍,那么论著类论文的每一部分内容如何撰写,各部分内容又是如何关联,护理论著论文的撰写步骤有哪些,就是我们要学习研究的课题。

模块一　护理论著论文的撰写步骤

论著类论文的撰写步骤基本有两种,每个作者可根据具体情况或者自己的习惯来选择。

(一)传统撰写步骤

护理研究工作者按照论著类论文的格式要求,按题目、作者与单位、正文前言、研究对象与方法(或临床资料与方法)、研究结果、讨论、参考文献、论文摘要等顺序来撰写。这种方式最大的优点是,如果作者对研究结果已经非常清楚,能保证标题与结果的相对一致,那么撰写过程会比较顺利。主要不足之处是如果研究结果发生变化,且没有查新参考文献,那么可能会半途而废,作者不得不重新确定标题,重新撰写前言而浪费时间。

(二)新型撰写步骤

护理研究人员第一步先分析撰写研究结果;第二步是从研究结果再来确定论文题目。这样可保持标题、前言与研究结果一致;第三步是撰写论文前言、研究对象与方法(或临床资料与方法);第四步是围绕主题及研究结果进行查新,选择合适的参考文献;第五步是撰写讨论;第六步是撰写论文摘要,最后填入作者与单位。事实证明这种撰写步骤具有一定创新性,可减少撰写过程中的弯路,从而提高效率与论文质量。

模块二　论文各部分撰写方法与注意事项

论文各部分撰写是护理研究者普遍感觉难度较大的问题,特别是前言、结果表达、讨论、摘要等部分。

(一)论文题目的撰写

题目是论文最重要的信息点,是读者判断是否需要阅读的第一感觉,一篇文章如果题目合适且有新意也会让读者或编辑眼前一亮,大大提高读者的兴趣,引起编辑的关注。一般来说,论文题目的要求如下。

1.题目与论文内容必须一致

题目是作者论文内容的高度概括,读者或编辑一见题目就能对全文的中心内容有大致了解。题目与论文内容的一致性主要表现为题目能准确、全面地反映论文内容。

> "患者输液过程中常见护理投诉原因分析与护理对策",发表在《中国实用护理杂志》2012年第28卷30期。
>
> "自制和改良系列护理用具在骨科患者护理中的应用",发表在《护士进修杂志》2010年第25卷11期。

2.题目要有新意

在准确、全面反映论文内容的前提下,题目要有新意,要有创新性,一个醒目、有创意的题目才能引起读者或编辑的兴趣。

> "集束化护理对支气管哮喘患者干预的效果评价",发表在《中国实用护理杂志》2013年第29卷15期。
>
> "超声导引结合改良塞丁格技术行上臂PICC置入与盲穿置管的比较",发表在《中华护理杂志》2011年第46卷1期。

3.简明扼要

题目要高度概括论文内容,不能太长,一般不超过20个汉字,英文题目一般不超过10个单词。题目中不加任何标点符号。如果题目较长,可用加附题目方式,主题目与副题目间用破折号分开。

> "表格式护理交接单在无缝隙对接护理中的应用",发表在《中国实用护理杂志》2012年第18卷16期。
>
> "护理记录缺陷分析与干预对策",发表在《中华护理杂志》2003年第38卷50期。

4.用词规范

一般不用简称或外文缩写,但可用公认和常用的名称,如 CT、HIV、HBV、冠心病等。所用医学名词应使用 1989 年以后全国科学技术名词审定委员会公布的名词。对没有通用译名的名词术语于文内第 1 次出现时应注明原词。中西药名以最新版本《中华人民共和国药典》和《中国药品通用名称》为准,确需使用商品名时应先注明其通用名称。

(二)作者及单位署名

作者(author)一般指文学、艺术和科学作品的创作者,有时也指某种理论的创始人,或某一事件的组织者或策划者。对于论著论文,作者是对文章内容负责的人,论文署名者必须遵循文责自负的原则,对文章内容和学术问题负责和解释,以保证论文质量。因此,论文署名是一项极其严肃的工作,不同杂志社有不同方式,有的编排在题目的下方,有的在摘要下面,有的在论文第一页左下方,有的编排在论文的最后,一般较常见的是题目的下方。作者及单位署要求如下。

1.人数

一般不超过 6 人,特殊情况下也可超过。

2.排名

按照对本研究的实际贡献及参加研究的时间多少来排序,一般由第一作者或通讯作者决定。

3.第一作者或通讯作者

第一作者或通讯作者是护理研究工作主要负责人,或称为主要设计与撰写者。对于有导师的学生论文由于学生做了大量工作,导师或指导老师名字可放在最后,而将学生作为第一作者。通讯作者可放在任何位置,中间或最后,但通讯作者的劳动价值同样得到肯定。

4.集体研究成果的署名

如果研究成果是属于集体的,则可集体署名,如×××研究组,×××协作组等。

5.格式

每位作者之间空两格,但不需要加标点符号,但有的杂志社也有例外,可在作者姓名之间加上","号。

ICU 护理评分系统在护理人力资源配置中的应用及效果评价

熊杰　黄素芳　刘伟权　房明浩　汪晖　李秀云

作者单位:430030 武汉市华中科技大学同济医学院附属同济医院

ICU(熊杰,黄素芳,刘伟权,房明浩),护理部(汪晖,李秀云)

熊杰:女,本科,主管护师,护士长。

6.单位标注

单位一般标注的姓名的下方,如果一个研究成果涉及 2 个以上单位的有关研究人员,那么在其姓名有右上角则需要标注序号,如"饶和平[1],冯磊[2],李丹[3]",其中的数字表示分别来自三个不同单位。

肺癌患者对健康教育的认知与需求分析

韦桂花[1],饶和平[2],盛红娜[1]

(1.衢州市人民医院,浙江衢州 324000;2.衢州职业技术学院,浙江衢州 324000)

(三)中文摘要及关键词

1.中文摘要

摘要(abstract)是论文全文的缩写或提要,是文章的高度概括,能使读者或编辑在很短的时间内准确地了解论文的主要内容。摘要分为结构式摘要和非结构式摘要两种类型。结构式摘要是目前国内最常用的类型。本处仅介绍结构式摘要,撰写摘要的要求如下。

(1)结构:摘要结构分为目的(purpose)、方法(method)、结果(result)、结论(conclusion)四个部分。

(2)字数要求:中文一般 200~300 字,不分段落独立成章。

(3)摘要通常用第三人称书写,如"通过调查不同级别医院护士对乙肝疫苗接种相关知识的调查,发现什么问题"等。不可使用"本研究"、"本文"、"我们"等作为摘要的开头。

血竭胶囊配合红外线治疗中风后褥疮的临床护理

【摘要】目的:观察血竭胶囊配合红外线等治疗中风后褥疮的疗效。方法:将 60 例Ⅲ期中风后褥疮患者随机分为对照组和观察组各 30 例。在常规护理的基础上,观察组在常规清创消毒后用血竭胶囊配合红外线治疗,对照组仅红外线治疗。4 周后比较两组疗效。结果：观察组治疗效果显著优于对照组，褥疮愈合时间明显缩短。结论：血竭胶囊配合红外线照射等治疗中风后褥疮效果较好。

基于全国 CLEN 考试为导向的高职护理专业毕业考试模式改革效果分析

【摘要】目的：探索高职护理毕业考试模式改革；方法：对比分析毕业考试模式改革前后学生通过 CLEN 考试差异，分析改革后，核心课程考试成绩、毕业考试成绩与 CLEN 考试成绩的差异；结果：改革组学生参加 CLEN 考试通过率明显高于改革前（$P<0.05$），学生 CLEN 考试成绩明显高于平时课程考试及毕业综合考试（$P<0.01$），而毕业综合考试与平时课程考试成绩比较无统计学差异（$P>0.05$）。结论：基于 CLEN 考试为导向的毕业考试模式改革引导的核心课程内容改革有助于高职护理专业学生通过 CLEN 考试，但如何以 CLEN 为导向，进行核心课程内容改革，组织好毕业考试，提高效果，需要进一步加强研究。

2. 关键词

关键词(key word)又称索引词，是反映文章主要内容的单词、短语或词组，也是检索过程中的一种语言，可以帮助读者迅速查询相关文献，关键词通常也是全文出现频率最高的单词、短语或词组，撰写论文摘要时必须认真考虑关键词。关键词撰写的要求如下。

(1)数量与排列格式一般论文为 3～5 个，每个关键词之间可用分号隔开，也可空一格书写。关键词放在摘要的下方。

(2)必须用规范的词或词组，可参照 1984 年中国医学科学院情报所翻译的《医学主题词注释字顺表》和中国科学技术情报所及北京图书馆主编写的《汉语主题词表》。关键词要用原形，一般不使用动词及缩写。

(3)关键词的确立一般可从论文的题目中选择，也可根据论文的主要内容提炼，但前者较为常见。

糖尿病患者自我管理现状及影响因素分析

【摘要】目的：了解门诊糖尿病患者自我管理的现状并探讨其影响因素。方法：运用 Toobert 等发展的糖尿病自我管理活动问卷及影响因素问卷，对就诊于北京市两家综合性医院内分泌科门诊的 260 例糖尿病患者进行调查。结果：自我管理各维度得分分别为：饮食(4.65 ± 2.90)分，运动($5.10+2.55$)分，血糖监测(1.15 ± 1.79)分，足部护理(3.05 ± 2.58)分，遵医嘱用药(6.83 ± 1.72)分。自我效能、性别、医保就医、糖尿病知识可以解释饮食自我管理总变异的 18.2%；自我效能、年龄、人均年收入可以解释运动自我管理总变异的 20.4%；有无抑郁情绪、社会支持情况、文化程度、是否因糖尿病住过院可以解释血糖监测自我管理总变异的 13.3%；自我效能、性别、病程可以解释足部护理自我管理总变异的 10.4%；自我效能、工作状态可以解释遵医嘱服药自我管理总变异的 7.0%。女性、年龄、糖尿病知识是患者吸烟的保护因素，而患者对疾病的认知是患者吸烟的危险因素。这 4 项因素可以解释总变异的 29.7%。结论：患者的自我管理现状不理想，其中遵医嘱服药最好，血糖监测最差。患者的年龄、性别、自我效能、糖尿病知识是主要影响因素。

【关键词】糖尿病；门诊病人；自我护理

护理干预对骨折患者术后疼痛及满意度的影响

【摘要】目的：探讨护理干预对骨折患者术后疼痛及满意度的影响。方法：选择我院 2008 年 6 月至 2010 年 6 月收治的 120 例骨科手术患者为研究对象，按随机数字对照法分为干预组和常规组各 60 例。常规组给予常规护理，干预组在此基础上给予针对性的护理干预。观察 2 组患者术后 48h 的疼痛程度及对护理工作的满意度。结果：干预组无痛率和有效率均明显高于常规组；干预组满意度明显高于常规组。结论：护理干预能明显减轻骨折患者术后疼痛程度，有效提高其对护理工作的满意度。

【关键词】护理干预；骨折；疼痛；满意度

(四)论文正文——前言

正文是科研论文的主要内容，是体现论文的论点、论据、论证和研究过程的主体，一般由前言(introduction)、研究对象与方法、结果(result)、讨论(discussion)四大部分组成，简称四段式构成。

前言是论文正文的一个组成部分，前言又称引言或序言，主要叙述本课题研究的背景和预期目的，要求能迅速引起编辑或读者的兴趣，促使其继续阅读。前言的撰写主要掌握以下要点：①在内容上应简明扼要，主要介绍本课题研究的背景和理由、国内外在这个领域研究的状况与存在的问题、本研究问题的理论依据和实验基础、研究的目的与价值意义。②前后语言要注意前后连贯，具有逻辑性。③文字不宜过长，以 300 字左右为宜。

论文
前言

衢州地区大学生艾滋病相关知识知晓情况及态度抽样调查与分析

[前言]《2011年中国艾滋病疫情估计》[1]指出,至2011年年底,中国存活艾滋病病毒感染者和艾滋病患者(PLHIV)78万,学生HIV感染者中,20～24岁年龄组所占比例从2006年的20.3%上升至2011年的49.0%。我国艾滋病传播途径以性传播为主,学生HIV感染中,经异性传播从4%上升到19.3%。大学生是未来艾滋病防治相关法律得到良好执行的重要力量,提高其艾滋病相关法律知识水平,既可保护大学生的身体,又对我国艾滋病疫情控制有积极作用。为了解衢州地区大学生艾滋病相关法律知识状况,以便采取相应的对策,本课题组对某某地区三所大学进行了抽样调查,现报道如下。

个体化延续护理对改善高血压患者生存质量的效果

[前言]高血压是危害人类健康的重要危险因素,易引起脑卒中、冠心病和心肾功能损害,而控制血压是提高生存质量的关键[1]。调查表明,高血压控制率仅为6.1%[2],在接受治疗的患者中有75%的血压没有达到控制目标[1]。可见血压控制仍是一个棘手的问题。延续护理是利用信息化工具,通过电话、电子邮件、家庭访视等方式,在护士和患者乃至家庭成员间建立有目的的互动,以促进和维护患者健康,是一种医院走向社区且可以节省人力资源的延伸访视形式。国外学者将延续护理应用于高血压患者出院后的护理,有效维持了患者血压水平,取得了较好的效果[3],能有效地提高患者生活质量,但均存在护士健康教育内容缺乏针对性的问题。为了解个体化延续护理对高血压患者生存质量的影响效果,我院课题组对急诊科就诊的90例高血压患者实施了个体化延续护理,取得了较好的效果,现报告如下。

(五)论文正文——研究对象与方法

论文研究对象

研究对象与方法也可称为材料与方法或对象与方法或临床资料,充分体现研究的真实性,论文报道中必须实事求是地进行报道。从科研的角度来说,这是作者最容易做到的事,是作者获得研究结果的重要基础,也是判断论文科学性和先进性的主要依据。

1.对象

介绍研究对象的入选条件或标准、拒标准、研究对象的来源、如何分组等。如不同社区的青年高血压护理干预的效果比较研究,需要介绍高血压的诊断标准,选择单纯性原发高血压(无其他疾病),明确对象来自哪些社区,什么时间内选择,在什么年龄范围等内容。

2.临床资料或材料

介绍你所研究的临床病例资料或材料的来源、时间跨度、选择标准或排除标准、如何分组等内容。如 100 例慢性乙肝不同抗病毒治疗的护理观察,需要介绍病例来自何医院何科室、选择的时间跨度(如 2001 年 1 月至 2002 年 1 月),并应是按照中华医学会 2000 年确定的慢性乙肝诊断标准且无并发其他疾病者。

3.方法

主要介绍研究对象干预办法(如护理措施、不同的用药办法等)、材料、临床资料观察内容、具体的收集办法、选用何种测量工具。如果是纸质量表或调查表,必须详细介绍量表或调查表的主要内容、评分标准等;如果量表或调查是引用他人成果,必须注明出处;如果是自行设计,必须说明设计的主要依据等;如果是收集某种检验结果,则需要介绍采用何种仪器或试剂。方法中还包括资料统计学方法,如统计学方法说明"采用 SPSS11.0 软件,两组计量数据使用 t 检验。计数数据采用卡方(χ^2)检验"。

论文
方法

两种膀胱冲洗液温度对经尿道前列腺电切除术后出血和膀胱痉挛的影响

1 对象与方法

1.1 对象 选取 2010 年 3—10 月,在中国医科大学附属第一医院泌尿外科行 TURP 的术后患者 96 例。采用 Excel 电子表格程序完成试验分组过程的随机化,随机分配方案放置在密封的、按顺序编号的信封内,使用时打开。将入选病例随机分配入试验组(加温冲洗组)和对照组(室温冲洗组),试验组 48 例,平均(71.2±6.6)岁;对照组 48 例,平均(71.6±6.7)岁。纳入标准:①经系列检查明确诊断为 BPH;②无神经源性膀胱病史;③术前检查血小板数量和凝血酶原时间均正常;④符合 TURP 手术适应证;⑤均采用腰麻和硬膜外联合麻醉。排除标准:①术后应用镇痛泵;②术后因活动性出血行二次电凝止血;③术后凝血功能出现异常;④有认知、沟通障碍或不愿配合。两组年龄、体重指数、病程差异均无统计学意义($P>0.05$),具有可比性。

1.2 方法

1.2.1 护理干预术后 送患者至病房后,通过术中留置的三腔气囊导尿管,给予生理盐水持续膀胱冲洗。冲洗装置悬挂高度距膀胱平面约 60cm,冲洗速度根据引出尿液的颜色及时调整,在保证引出的尿液颜色不红的前提下,采用最低的冲洗速度。停止膀胱冲洗的指征为冲洗速度≤15～30 滴/min 时,冲洗液澄清或轻微淡红色。试验组采用 2 只输液加热器上下紧密相连并排放置。将入路输液管末端嵌入加热槽，通过调节加热器的参数，保证冲洗液的温度为 34～37℃，并于膀胱冲洗过程中定时测量、记录冲洗液温度。取其均值为(35.50±1.50)℃。对照组进行持续膀胱冲洗时，因本院病室温度由中央空调控制，全年室温均保持在 25℃以上，故冲洗液不需再采取加温措施。需每日定时测量病室温度，冲洗时测量并记录冲洗液温度，取其均值为(26.18±0.82)℃。

1.2.2 评价方法　术后出血量：根据临床观察，术后膀胱冲洗期间，尿红细胞计数并不能客观反映患者术后实际出血量，因尿中红细胞易破裂，常导致检验结果假阴性率较高，而血常规检查血红素水平也难以及时、敏感地反映术后出血情况，且不必要的抽血会给患者带来痛苦，故本研究选取膀胱冲洗液量、冲洗持续时间、血凝块堵管率来综合评价术后出血情况。膀胱痉挛：记录两组发生膀胱痉挛的例数。采用疼痛视觉模拟评分法(VAS)间接评估膀胱痉挛，评分标准为 1 分的项目：术后出现尿意急迫感，便意急迫感，膀胱区疼痛，膀胱内压升高导致冲洗不畅；2 分的项目：膀胱区疼痛难忍，导尿管周围有尿液外溢，冲洗出现反流。症状全部出现为 10 分，累计 4分以上即为膀胱痉挛。

1.3 统计学方法　应用 SPSS 16.0 统计软件进行数据统计分析，显著性水平以 $P<0.05$ 表示差异有统计学意义。两组术后冲洗液量和冲洗时间呈非正态分布，采用中位数、百分位数法描述，比较时采用 Wileoxon 秩和检验，堵管和膀胱痉挛的发生率采用 χ^2 检验。

腹腔镜胆囊切除术患者临床护理路径的研究

1. 资料与方法

1.1 一般资料　收集 2009 年 5 月至 2010 年 6 月连续收治的 LC 患者 236 例，根据患者入院时间按随机数字表分为常规护理组(对照组)和临床护理路径组(CNP组)各 118 例。对照组男 67 例，女 51 例，年龄 33～60 岁，平均年龄(47±10)岁。CNP 组男 68 例，女 50 例。年龄 35～63 岁，平均年龄(48±9)岁。2 组患者基础临床资料比较，差异无统计学意义，$P>0.05$，具有可比性。

1.2 方法　对照组实施 LC 的常规护理措施，CNP 组按照临床护理路径实施护理，CNP 组患者临床护理路径内容见表 1。

1.3 观察指标　记录、分析和比较 2 组患者健康知识掌握情况、护理满意度、手术时间、麻醉时间、住院时间和住院费用等参数的差异。健康知识掌握情况评分表为自制问卷表，内容包括：饮食要求、LC 相关知识等方面，每项内容有知道、部分知道和不知道 3 个选择，分别计 3,2,1 分，由主管护士指导患者填写，得分越高，提示患者对疾病健康知识掌握得越好。患者满意度的评估也为自制的调查问卷表,主要内容包括:患者对护理人员仪表、语言、举止、工作态度、操作技能、健康教育和心理护理等方面的评价,每个项目有满意、基本满意、不满意 3 个选择,满意度是指满意和基本满意的例数占总例数的百分比。麻醉时间、手术时间、住院时间和住院费用以实际发生数值为准。

4.数据处理　数据分析应用 SPSS 15.5 软件进行,计量资料符合正态分布,以 $X \pm S$ 表示,两样本均数比较采用成组设计的 t 检验,计数资料采用 χ^2 检验,$P < 0.05$ 为差异有统计学意义。

(六)论文正文——结果

结果是科研论文核心部分,是研究者根据原始科研资料进行统计学处理后得出的结果。结果充分体现论文的价值,结果的正确性直接影响到讨论,影响结论的可靠性,决定论文的学术水平和研究价值。结果的撰写必须尊重客观事实,结果的展现要求客观、真实、准确,数据不得任意修改。结果表达方式与注意事项如下。

1.表格式表达

用表格来展示研究结果可给读者简明扼要、对比鲜明的印象,最常用的是三线表。表格一般包括表格题目、分组、有关数据、统计学结果(如 P 值、t 值、χ^2 值)等内容,有时数据层次较多,在三线表的总原则下,可在表格内增设横线。

(1)表 2-7、表 2-8、表 2-9 为三线表的常用格式。

表 2-7　二种不同健康教育方法对老年高血压用药依从性干预效果比较

干预方法	例数	6月随访完全依从数	χ^2 值	P 值
健康教育方法 A	100	70		
健康教育方法 B	98	88		

表 2-8　拉米夫定对不同年龄人群远期(12 个月)效果的随访比较

组别	例数	应答情况		
		完全应答	部分应答	无应答
青年组	260	170	60	30
老年组	280	188	70	22
χ^2 值				
P 值				

表 2-9　艾滋病防治相关法规知识知晓率

内容	农村卫生室与服务站($n=10$)		乡镇医院($n=88$)		χ^2 值	P 值
	知晓人数	知晓率/%	知晓人数	知晓率/%		
HIV 筛查设立规定	87	86.13	87	98.86	8.47	<0.01
公开 HIV 阳性信息	78	77.23	76	86.36	4.25	<0.05

2. 文字表达

文字表达在论文撰写时也十分常用,要求作者简洁地将研究结果表达出来,最好文字与数字相结合,无论是肯定的还是否定的结果都要求一目了然,如"HIV 感染组 CD4＋T、CD8＋T 细胞、IL-2、IL-10、IL-6 与对照比均有差异($P<0.01$ 或 $P<0.05$),而 IFN-γ 与对照比无差异。机会性感染组 IL-2、IFN-γ 有下降趋势,而 IL-6 与 IL-10 有上升趋势,机会性感染组血清 IL-6 水平高于无机会性感染组($P<0.05$)"。又如"两组置管成功率的比较,A 组一次置管成功率 93.3%,B 组一次置管成功率 76.7%,经统计学处理,两组一次置管成功率差异有显著意义($P<0.01$)"。

3. 文字加表格的表达方式

当论文具体数据较多时,这种形式也是十分常用,文字可以帮助读者迅速了解大概结果,而表格可让读者对结果有更深入的了解,如"观察组积极应对得分明显高于对照组($t=2.48$,$P<0.05$),差异有统计学意义,而消极应对得分则明显低于对照组($t=2.51$,$P<0.05$),见表 1"。又如"给药护理缺陷 133 起,缺陷分布见表 1,缺陷的责任人资料见表 2"。

4. 其他表达方式

其他表达方式有绘图、照片、曲线图等。

5. 结果撰写注意事项

①研究人员课题研究结束后得到的结果可能有多个方面、多项数据,可从不同角度撰写论文,因此,展示的结果必须与论文主题相对一致,将主要结果展示出来,次要结果可以不展示。②必须重视结果的真实性,一项研究成果可能是你预想得到的阳性结果,也可能同你预期相反的结果(阴性结果),需要强调的是,无论是阳性结果还是阴性结果,都是有价值的,可让读者们思考,撰写论文时应该实事求是地展示。③论文发表由于受到版面限制,图表与文字尽量不要重复,以使结果简明扼要。

(七)论文正文——讨论

这一部分为论文的精华,讨论是针对研究结果(如有关数据、资料、现象)进行的综合分析、推理和评价。讨论也是最难写部分,同样的研究结果经过不同水平作者的分析,其展现效果是不一样的。提高讨论部分撰写水平应该注意以下几点。

1.必须紧紧围绕研究的结果进行详细分析。在讨论分析时,首先要用已有较为成熟的理论对结果进行分析,其次是与同行专家对该问题研究的结果进行比较。因此,在讨论撰写前,一般需要对该问题研究的有关报道进行查新,了解其他专家研究的结果。

讨论撰写(分层小标题)

2.必须指出本研究的意义和具体的实用价值,或指出本研究存在的不足,或者需要进一步研究的方向。如"总之,虽然 HAART 治疗后,血清 IL-16 回升水平是有限的,基层医生也可将 IL-16 作为 HIV 感染者的病情观察的指标之一。CD4＋T 细胞和CD8＋T细胞对 HIV 感染者的病情观察价值已经得到公认,因此条件允许时,除了检测血清 IL-16 外,应该结合 HIV 载量和 CD4＋T 细胞动态研究,将更有价值"。

慢性乙型病毒性肝炎患者治疗依从性及其影响因素分析

讨论:大量研究表明,疾病和治疗的知识水平与患者治疗依从性之间存在着密切的关系[5,13,14],依从性差可能与知识缺乏以及对治疗方案的不理解有关。本研究显示,乙肝知识水平与治疗依从性呈正相关,此结果与国内外相关研究结果基本一致。有学者提出以患者的感受为核心基础的健康信念模式,认为患者主观感受患某病的危害越高时,采取遵从医嘱行为的可能性越大,患者认为采取遵从医嘱行为越能获得利益时,则依从性就越高[11,12]。本研究显示,患者的健康信念对治疗依从性有显著影响,与患者的治疗依从性呈正相关,这与国内外相关报道结果一致。

衢州地区大学生艾滋病相关知识知晓情况及态度抽样调查与分析

讨论:王利兵[3]等调查发现,大学生对艾滋病相关常识的认知程度偏低,其中女生占 59.7%,男生占 40.3%。我们的调查结果显示,大学生艾滋病相关法律知识认知正确率平均为 65.2%,高于国内同行调查结果,说明衢州地区对大学生的艾滋病健康教育取得了较好的效果,但低于国家要求的 90% 的目标,需要我们继续努力。

综合评价在 ICU 护理质量评估中的应用

讨论:ICU 患者由于救治需要,无家属陪同,面对陌生的医护人员,患者更需要的是来自医护人员的关心和理解[9],因此,ICU 护士在对患者进行各项治疗护理操作时,应与患者多沟通交流,及时了解患者的内心需求,并协助满足其需求。本组研究中采用的 ICU 护理质量满意度调查表,在评价护士专科护理水平的同时,更体现了护士对患者的关爱与照顾程度,服务是否及时主动,能否把现代化人性护理贯穿其中,也让 ICU 护士认识到自身工作中的不足从而加以完善,为提高护理工作质量提供了切实可行的途径。

静脉输入硫酸镁预防诺维苯所致静脉炎的研究

本研究通过静脉输入硫酸镁预防诺维苯所致的静脉炎,实验证明,静脉输入硫酸镁,可以使静脉炎发生率明显降低,静脉炎发生时间明显推后,疼痛程度降低,疼痛持续时间缩短。且静脉输入硫酸镁操作过程简便,便于观察,安全,效果显著,易于推广。因为时间有限,临床观察病例的局限,本研究对硫酸镁所做的定性研究,也有其局限性。因样本量有限,未得出静脉炎发生程度降低的结论,这与临床观察不符。在今后的工作中,我们将扩大样本量,结合硫酸镁使用浓度、使用时间等参照值的变化,以进一步观察其对诺维苯所致静脉炎发生的影响。

(八)参考文献

具体内容参见相关章节。

(九)其他

1. 基金项目或课题标注

如果研究论文是基金项目或课题成果,请在文后注明项目或课题名称、代码、来源、时间等信息。如果你的文章是项目或课题成果,则十分有助于你的发表。项目或课题验收时,基金项目或课题出现在论文中一般才能得到认可,作者需要注意。作者简介按照杂志社投稿要求撰写。

1.基金项目:衢州市科技局项目(20101098)。

2.课题项目:浙江省新世纪高等教育教学改革研究项目《基于全国执业护士资格考试为导向的高职护理毕业考试改革》(编号:yb08103)。

3.基金项目:学院校企合作开发课程[护理研究(XQKC201218)]。

2. 致谢

致谢是作者对科研设计工作、论文撰写的指导提出建设性意见的有关单位或个人所表示的一种感谢。致谢对象包括为科研实验提供资金、设备或场地方便者,论文数据的统计学处理、论文的审阅或修改者等。致谢格式请参照有关杂志的要求。

---- **同步训练** --

1.对某论文的题目"HBV感染者57例辅助性T淋巴细胞因子变化规律的观察"正确的修改应该是(单项选择)　　　　　　　　　　　　　　　　(　　)

A.乙肝病毒感染者57例辅助性T淋巴细胞因子变化规律的观察

B.乙型肝炎病毒感染者57例辅助性T淋巴细胞因子变化的观察

C. HBV 感染者辅助性 T 淋巴细胞因子变化规律——附 57 例临床观察

D. 乙肝病毒感染者辅助性 T 淋巴细胞因子变化规律——附 57 例临床观察

2. 一名康复科护士用两种不同的护理方法观察了 69 例脑中风偏瘫患者的康复效果,新的康复护理方法称为 A 护理方法,传统的康复护理方法称为 B 护理方法,题目较合适的是(单项选择)　　　　　　　　　　　　　　　　　　　(　　)

A. 69 例脑中风偏瘫患者 A 护理方法效果观察

B. 69 例脑中风偏瘫患者 A 与 B 护理方法效果对比

C. A 护理方法在脑中风偏瘫患者运用效果观察研究

D. 不同的护理方法对脑中风偏瘫康复效果的比较

以下是论文《微创治疗高血压性脑出血的临床护理》的摘要

[摘要]目的:探讨微创治疗高血压性脑出血围术期的临床护理方法。方法:选取我院近年来微创治疗的高血压性脑出血患者 69 例,分析其临床资料、治疗方法、护理对策及术后疗效。结果:69 例患者术后存活 59 例。存活患者中,生活完全自理患者 9 例,部分自理患者 41 例,不能自理但意识清楚患者 8 例,植物状态患者 1 例。结论:微创治疗高血压性脑出血手术时间短,创伤小,预后好,配合正确的临床护理,可取得满意疗效。

3. 该摘要的主要问题有哪些(多项选择)　　　　　　　　　　　　　　　(　　)

A. 病例选取时间不明确,摘要中只写近年来,显然不正确

B. 方法中没有提及主要护理方法,显然不妥

C. 结论中没有必要提及手术时间短、创伤小、预后好,而应强调某种护理方法

D. 方法中没有提及使用何种药物

4. 某论文题目是"护生临床护理分级带教模式的探索与应用",以下关键词表达哪种较为合适(单选)　　　　　　　　　　　　　　　　　　　　(　　)

A. 护生;临床护理;分级带教模式　　　B. 护士;临床护理;分级带教模式

C. 护生;护理;分级带教　　　　　　　D. 护士;临床护理;分级带教

5. 肝炎是危害人类身体健康的最主要疾病之一。治疗该病的药物众多,要正确应用抗病毒药物。干扰素是目前治疗慢性乙肝较受肯定的抗病毒药物之一,临床应用广泛,但也有因使用不当而引起病毒变异、停药后复发等情况。因此,正确选择病例,规范用药和定期监测在抗病毒药物的应用过程中显得尤为重要。我科自 2007 年 1 月对 112 例慢乙肝患者实施系统的护理干预,大大提高了用药的依从性,收到了良好效果。

这是论文《护理干预对提高慢乙肝病人应用干扰素依从性的影响》的前言,存在一些问题,下列说法错误的是(单选)　　　　　　　　　　　　　　　　(　　)

A. 本论文是对慢乙肝的研究报道，前言"肝炎"应该修改为"慢性乙型肝炎"

B. 第 4 行"抗病毒药物"应该修改为"干扰素"更贴近主题

C. 研究目的中应该增加"为提高慢乙肝患者应用干扰素依从性"

D. 前言中没有提及应用干扰素依从性存在的具体问题，建议增加此内容

6. 以下是论文《低分子肝素皮下注射局部压迫时间与皮下出血关系的研究》的对象与方法：

对象：选择某医院心内科行冠状动脉支架植入术后皮下注射的患者 19 例，每例注射 10 次，样本量为 190 例次。样本须符合以下条件：术前 6h 服用阿司匹林 500mg；术前 12h 开始服用噻氯匹定 500mg/d；术前血小板计数、部分凝血酶原时间在正常范围；术后即开始使用普通肝素静滴至 24h，使全血凝固时间维持在 200～300s；术后 24h 改用低分子肝素皮下注射，1 次/6h，共 10 次。

方法：将符合上述条件的每例患者的 10 次皮下注射随机分为 3 组，设定 3 组的压迫时间分别为 1min、2min、3min，选用瑞典法玛西亚普强公司生产的法安明注射液，在脐上下 5cm、左右 10cm 范围内（除外脐周 1cm）注射，左右交替，注射时将局部皮肤提起，注射后护士分别用棉球压迫 1min、2min、3min，力度以皮肤下陷 1cm 为准。12h 后观察皮下出血例次及出血面积的大小。

统计学处理：计数资料采用 χ^2 检验。

请分析一下，其中存在的问题有哪些　　　　　　　　　　　　（　　）

A. 在研究对象中没有说明其研究对象来自何时间跨度

B. 研究对象中"术后皮下注射的患者 19 例"应该修改为"术后皮下低分子肝素注射的患者 19 例"

C. 方法中"每例患者的 10 次皮下注射随机分为 3 组"没有说明如何随机法

D. 方法中提到"12h 后观察皮下出血例次及出血面积的大小"，出血面积是个计量资料，应该采用 t 检验。

7. 表 2-10 是某论文的结果表达，指出错话或不妥之处　　　　　（　　）

表 2-10　某地区各高校学生（分性别）艾滋病相关法律知识认知抽调查结果

问题	X(n=696)	Y(n=279)	χ^2	P
	正确数（率）	正确数（率）		
问题 1	483（69.4%）	211（75.6%）	3.76	>0.05
问题 2	203（29.2%）	109（39.1%）	8.92	<0.01
问题 3	133（19.1%）	72（25.8%）	5.38	<0.05

A. 没有使用三线表 　　B. 表内数据中"‰"重复

C. 统计学表示方式错误 　　D. 男、女性别总例数差异太大,影响统计学结果

（饶和平）

第五节　护理论文投稿与主要杂志介绍

学习要点

1. 理解护理论文投稿的过程。

2. 熟悉投稿推荐信的撰写要求。

3. 了解 10 种主要护理杂志的基本情况。

近年来,随着护理事业的飞速发展,各级医疗单位对护理研究及论文的发表越来越重视,论文发表的数量和质量也逐渐成为医院护理管理先进性和前沿性的一个重要标志。对护理人员来讲,不管是为了申请项目、晋升职称、完成学业还是其他,都应努力把工作成果转化为文字成果。研究工作结束和论文撰写完毕后,必须经过投稿与修稿,才能使研究成果得以体现,以利于护理技术的广泛交流。了解编辑、审稿过程与原则非常重要,因为这些是关系论文能否发表的重要因素,包括该研究的研究设计、实验结果、论文写作、杂志选择和论文修改等。

任务导入

当护理研究论文稿完成后,如何选择合适的期刊,如何撰写投稿推荐信,或采用合适的投稿路径使论文尽快发表,就是本节学习的任务。

模块一　护理论文投稿

一、目标期刊的确定

论文投稿

(一)目标期刊选择

护理工作者在完成论文撰写后,首先应充分了解和思考目标期刊通常发表一些什么主题的文章,以便有针对性地投出文章,通常称为投稿目标的确定。有的期刊的

文章主题比较广泛;有的主题比较专一,只发表某一类的论文。例如,过敏性肠炎综合征、抑郁、胸痛等,属于普通主题的论文,其发表的范围较为广泛。而骨科、泌尿外科、神经内科、老年护理、心理治疗等,选择范围则比较局限。但有时也存在一些不确定的因素,如果研究显示某杂志近年来未发表有关骨科、老年护理疾病专题的论文,这意味着有两种可能:第一,编辑认为骨科、老年护理疾病不在该期刊的主题范围之内;第二,该类论文投稿数量少或是质量不高未能发表。对第二种情况,如果你的论文有一定创新性、质量较高,可能会很受编辑欢迎。

论文是否适合目标期刊,有以下核对方式:①查阅目标期刊投稿指南和注意事项。②查阅目标期刊最近所发表论文的主题,这有助于掌握期刊的主题范围、写作格式和常在此发表论文的作者,对发表者很有帮助。

(二)影响因子及目标期刊确定

1.影响因子

影响因子是衡量一种学术期刊影响力的重要指标,是针对期刊发表的论文总体,而非针对具体的论文个体而言的。一般影响因子采用 2 年算法(不需特别指出),也有采用 5 年算法的(需特别指出)。在计算影响因子时,除了目标期刊外,还需具有引用期刊库,即在哪些期刊上引用的可以包括在内。如引用期刊库共含 10000 个期刊,目标期刊 2012－2013 年刊登的论文数为 m,这些论文在 2014 年共有 n 篇次被 10000 个期刊的任何一篇文章引用,则目标期刊 2014 年的影响因子为 n/m。也就是说,2014 年影响因子 1.0,表示目标期刊前两年发表的论文在 2014 年平均被引用一次,6.0 则表示平均被引用 6 次。

对于期刊来说,影响因子是评价期刊质量最重要的指标,反映期刊的质量和影响力,影响因子越高的期刊要求论文的质量也越高。对于护理工作者来说,总希望其论文能发表在影响因子较高的期刊上,给影响因子较高的期刊投稿会降低论文被录用的概率,为此建议根据自己的研究领域与方向,将本专业的期刊分为一、二、三级,力争能在二级以上期刊发表。

2.护理学科常见的 6 种杂志的影响因子

护理学科常见的 6 种杂志的影响因子如表 2-11 所示。

表 2-11　护理学科常见 6 种杂志影响因子

序号	期刊名称	期刊等级	影响因子
1	中华护理杂志	核心	3.504
2	中国护理管理	核心	1.911

续 表

序号	期刊名称	期刊等级	影响因子
3	护理管理杂志	核心	2.03
4	护理研究	核心	1.134
5	护理学杂志	核心	1.52
6	解放军护理杂志	核心	1.137

注:2021 年中国信息技术研究所查询的中国护理期刊影响因子(按影响因子排序)。

二、投稿的路径

目前投稿的主要路径有纸质稿、电子邮箱及网上投稿系统三种方式。当目标期刊确定后,作者可选择适合本目标期刊要求的路径进行投稿,因为每一期刊的投稿路径会不同。

(一)纸质稿

这是最传统的投稿方式,作者根据期刊要求用纸质稿投出文章,一般一式两份,在文章的标题上盖上所在单位科研管理部门或业务管理部门(如护理部)的公章,按地址以挂号信的形式投稿。当编辑部收到文章后会给你回执或与你联络,杂志社与作者均通过信件进行交流联络。这种方式十分传统,效率也较低,但我国某些杂志只采用这种单一的投稿方式,因此,在投稿前请作者认真阅读投稿须知或稿约。随着信息化的发展,这种投稿路径将逐渐减少。

(二)电子邮箱

通过期刊公布的编辑部专用的投稿电子邮箱完成投稿,也是某些杂志社通用的做法,这种方式具有快捷方便的优点,编辑部与作者交流均通过电子信箱来完成。需要注意的是,所投的电子邮箱必须是杂志社公布的,不能通过百度来查询,以防假冒邮箱地址。正确的方法是在官方公布的数据中找到期刊有关电子邮箱信息,一般在目标期刊的第一期或最后一期。这种投稿路径十分方便,深受广大投稿者欢迎。

(三)网上投稿系统

在高度信息化的今天,由于投稿量及信息量都比较大,许多杂志社开通了网上投稿系统,这是现在最先进的投稿路径。其最大特点是作者投出稿件后,可以在投稿平台观察到编辑部审稿的进展、结果等动态变化,拉近了编辑部与作者的距离,也大大提高了审稿的效率。

大多数期刊网上投稿系统或网上投稿平台过程是:进入网页→用户名与密码(如

果是第一次投稿，首先进行注册）→选择投新稿→输入标题→选择论文类型→输入作者信息→输入摘要→输入关键词→附上各种文件（投稿信、全文、图、表，根据期刊的要求）→生成 PDF→检查是否有错→确认投稿。

以《中华护理杂志》网上投稿系统（采编平台）为例介绍投稿全过程。

具体程序如下：

第一步（注册）：登录《中华护理杂志》的网址 http://www.zhhlzzs.com→《中华护理杂志》采编平台→在作者投稿区点击注册→注册用户名和密码（若以往曾注册过，则直接输入用户名和密码）→按照系统提示填写注册信息（标"＊"号的信息必须填写，其他项目可在不影响您信息安全的条件下选择填写）。

第二步（投稿）：用您的用户名和密码登录后→作者工作区→点击上传稿件→按照系统提示填写相关信息（即可按提示逐项填写稿件信息）→上传稿件全文→点击预览稿件信息，确认无误后即可确认投稿。

第三步（查询）：还可以查询"我的稿件箱"中稿件的处理情况，查询稿件用您的用户名和密码登录后→作者工作区→查询"我的稿件箱"中稿件的处理情况→可见"审理中"、"待修改"、"待确认校样"、"已发表"、"已退稿"等结果。

提醒：①投稿或查询稿件时均用此用户名和密码登录；②如发现《中华护理杂志》回复的意见非来自北京市地址，或有疑义时，请及时与编辑部联系。③凡网上投稿者，不必再以电子邮件或纸稿投稿。

总的建议是，先上网页浏览，了解期刊的具体要求。但是在作者信息栏，有些期刊仍需要许多信息，如作者的学位和电子邮件地址等。另外，附上各种文件，不同的期刊要求不一样，如有的要求全文用一个文件或 PDF 文件，有的要求图表分开，而且文件类型要求也不一样。

三、推荐信的撰写

论文写好并选择好拟投期刊后，大多数期刊要求必须写一封信给编辑部，也可称为公函、介绍函、介绍信或推荐信，最常见的是推荐信。每一个期刊对推荐信均有不同的要求，但归纳起来，其内容主要包括文题、论文主要内容、作者的简介、有无一稿二投、作者详细联系方式（包括手机、邮箱）等。

对《不同护理方法对腹腔镜手术护理 100 例效果对比观察》一文的推荐信如下。

推荐信

尊敬的编辑,您好:

张三繁,女,为我院主管护师,其研究论文《不同护理方法对腹腔镜手术护理 100 例效果对比观察》主要介绍用两种不同的护理方法对腹腔镜手术患者进行护理的效果对比。情景健康教育护理法在国内研究报道较少,本研究所取得的效果对临床护理有一定的指导价值。本稿无一稿多投。

作者联系方式:13957001122,E-mail:668899@qq.com。

某省某市某人民医院
2012 年 11 月 12 日

四、投搞后的处理过程

投稿后期刊的处理过程一般有"收稿"、"审稿"、"退稿"或"退修"、"待交版面费"等环节。如果是网络投稿,作者可间隔 14d 左右登陆期刊投稿平台网站,点击"作者查询",输入用户名及密码,查看审稿状态,不必电话或邮件查询。按照网络平台要求配合做好编辑部工作就行。如当稿件处于"退修"阶段时,按下列步骤操作:单击"作者查询"输入用户名及密码,单击"外审"阶段"意见"栏中的审稿意见,根据外审专家意见修改后单击"投修改稿",单击"浏览"选中所要上传的修改稿,单击"上传修改稿"。

如果是纸质投稿或电子邮箱投稿,请关注编辑部的信函及你提供的电子邮箱,按照要求配合编辑部工作,编辑部收稿后会给你一个文章编号,如果超过一定时期(一般为 3 个月),可直接电话咨询编辑部审稿结果。

模块二　护理主要期刊介绍

浙江省《评审卫生高级专业技术资格医学卫生刊物名录(2012 年版)》(浙卫办人〔2012〕2 号),共确定一级刊物 177 种,如《中华护理杂志》、《中国护理管理》、《护理与康复》(限论著)、《中华现代护理杂志》、《中华医学杂志》、《中华内科志》、《中华传染病杂志》等;二级刊物 284 种,如

主要护理期刊介绍

《中国医院管理》、《护理管理杂志》、《护理学报》、《护理学杂志》、《护理与康复》（论著以外栏目）、《护士进修杂志》、《解放军护理杂志》、《中国实用护理杂志》、《中华护理教育》等。本节主要对10种护理杂志进行介绍。

一、《中华护理杂志》

《中华护理杂志》是由中华护理学会主办、国内外公开发行的综合性护理学学术期刊。该刊主要报道护理学领域领先的科研成果和临床经验，以及对护理临床有指导作用的护理理论研究，是中国精品科技期刊、中国科技核心期刊（科技论文统计源期刊）、中国生物医学核心期刊、中国临床医学类核心期刊、中国科学引文数据库来源期刊，连续10届荣获"百种中国杰出学术期刊"称号。

办刊宗旨：贯彻党和国家的卫生工作方针政策，贯彻理论与实践、普及与提高相结合的方针，反映我国护理临床、科研工作的重大进展，促进国内外护理学术交流。

主要栏目：论著、专科研究、护理管理、护理教育、中医护理、基础护理、手术室护理、社区护理、个案研究、调查分析、心理卫生、讨论与研究、综述、论坛、期刊评论、国际交流、经验与革新、借鉴、随笔、三言两语、编读往来等。

二、《中国实用护理杂志》

《中国实用护理杂志》是由中华人民共和国国家卫生健康委员会、中华医学会主办的中国期刊方阵双效期刊、国家临床医学类核心期刊、中国科技论文统计源期刊。该刊以基层护理人员、管理人员及护理学院（系）师生为主要读者对象，报道护理领域的科研成果和护理经验，以及对临床护理有指导作用且与临床护理密切结合的基础理论研究，体现科学性、实用性、新颖性、信息性的统一，是中国科技论文统计源期刊、中国科技核心期刊、《CAJ-CD规范》执行优秀期刊、全国高校优秀科技期刊、中国优秀科技期刊。

办刊宗旨：深入医学领域进行研究与探讨，汇集医学科研、医护、管理人员以及各级医科院校广大师生的研究成果和医学实践的宝贵经验，集学术性、前沿性、实践性为一体，致力打造医、药、护、管、卫及科研人员交流展示成果的平台。内容适合各级医疗卫生、医药科研、医学教育机构的科研人员、医护管理人员以及广大师生阅读。

主要栏目：专家论坛、科研之窗、论著、内科护理、外科护理、妇产科护理、儿科护理、五官科护理、基础护理、药械护理、精神科护理、肿瘤科护理、影像科护理、传染科护理、中医施护、个案护理、医院感染控制、护理查房、基层护理园地、健康教育、社区护理、综述、研究生论文精选、问题讨论、调查分析、护理管理、心理护理、护理伦理、护理与法律、护理教育、护理见闻、争鸣园地、编译选载、继续医学教育园地、经验借鉴、革新与发明、实用方法等。

三、《中华现代护理杂志》

《中华现代护理杂志》是中国科学技术协会主管、中华医学会主办、齐齐哈尔医学院承办、中华现代护理杂志社出版的护理学科领域综合性学术期刊。该刊是由原《现代护理》杂志变更而来的,2008 年正式加入中华医学会,成为"中华系列杂志"群体中的一名成员。该刊以各级各类医疗机构中的护理工作者、高等医(药)院校和科研院所等机构中与护理学科相关的教学、科研人员及护理专业学生为主要的读者、作者对象。报道内容涵盖护理学科中的教学、科研、管理、文化等诸多方面,并将不断地扩大护理学科领域的学术交流水平,提高本领域的学术影响力。该刊目前已被国家科技部批准为中国科技论文统计源期刊(中国科技核心期刊),并被中国学术期刊综合评价数据库(AJCED)、中国核心期刊(遴选)数据库、中国期刊全文数据库(CNKI)收录。

主要栏目:述评、论坛、专题报道、论著、讲座、综述、研究荟萃、管理·教育、技术·方法、国内外学术动态、继续教育园地、读者·作者·编者、会议纪要等。

该刊为旬刊,每月 6、16、26 日出版。

四、《中国护理管理》

《中国护理管理》是由中华人民共和国国家卫生健康委员会、国家卫生计生委医院管理研究所主办的学术性期刊,是中国科技论文统计源期刊、中国科技核心期刊。自 2001 年创刊以来,得到了主管部门的重视和护理界的广泛认可,具有较强的政策性、导向性、权威性、实用性。

办刊宗旨:宣传报道我国卫生工作方针政策,促进护理改革,交流、推广护理管理科学方法和先进经验,追踪国内外护理管理发展动向,多视角传递护理管理信息,提高我国护理管理水平。

主要栏目:特稿、政策法规、特别策划、访谈、论著、调查·研究、综述、实践探索、护理改革、整体护理、社区护理、护理教育、护理质量、护理安全、人力资源、信息管理、医源性感染、海外评介、天使风采、管理漫谈、从护有感、争鸣、护理文化、八面来风、继续教育等。

五、《全科护理杂志》

《全科护理杂志》是由山西省卫生厅主管的,中华护理学会山西分会、山西医科大学护理学院主办的护理学类期刊。该刊创刊于 2003 年,曾用名《家庭护士》,主要面向全国基层医院和社区医疗机构医护人员,反映国家护理科技发展动态,跟踪国内外护理科研新动向,综述护理科研进展,报道护理新知识、新技术,展示护理科研优秀成果及先进经验,对各级医院和社区医疗机构护理起到了交流、示范、引导作用,提高了护理学科领域的学术交流水平和扩大了学术影响力,促进了护理事业的发展。

主要栏目:论著、综述、临床研究、护理管理、护理教育、健康教育、社区护理、护理新理论介绍、新技术推广、护理仪器使用经验、护理改革等,对基金项目科研课题及获得专利和奖励项目的高质量论文优先优惠刊用。

该刊为旬刊,每月 10、20、30 号出版。

六、《护理管理杂志》

《护理管理杂志》是由中国人民解放军北京军区联勤部卫生部主管,中国人民解放军北京军区总医院主办的专科护理学术性期刊,面向广大护理工作者,促进护理管理学科新知识、新理论、新方法及国内外护理管理新进展的交流,以推动我国护理学科的发展。

办刊宗旨:密切关注科学发展动态,寻求护理学科的难点、热点问题,及时追踪报道,得到了期刊界和护理界专家、同仁的认可。

主要栏目:论著、院长看护理、调查研究、护理质量管理、专科护理管理、护理科研管理、护理教育、人力资源管理、信息管理、医院感染管理、论坛、社区护理管理、护理工作改革、护理工作与法、国外护理考察、综述等。

七、《护理学杂志》

《护理学杂志》是教育部主管,华中科技大学同济医学院主办,国内外公开发行的护理学术期刊,于 1986 年 5 月创刊。该期刊办刊的宗旨是及时传递护理学科发展的新动向及新信息,交流护理经验;突出护理学科的科学性、理论性及实用性;注重理论与实践相结合、普及与提高相结合。

主要栏目:论著、专科护理、基础护理、护理教育、护理管理、新技术新方法、综述、中医护理、精神卫生、药物监护、康复护理、社区护理、健康教育、个案护理、护理与法律、护理伦理、研究生专栏、毕业生论文、国际交流、护士生活、读者园地、学术争鸣、讲座、专家论坛等。

该刊为中国科技论文统计源期刊、中国科技核心期刊、《CAJ-CD 规范》执行优秀期刊、全国高校优秀科技期刊、湖北省优秀科技期刊、华中科技大学权威期刊。2004年开始改为半月刊(上半月版、下半月版)。

八、《中国医学伦理学》

《中国医学伦理学》是由西安交通大学主办的中国科技论文统计源期刊（核心期刊）。该刊以患者为中心，及时介绍卫生改革、卫生管理和临床医疗中道德发展、道德继承、道德地位、道德作用、道德标准、道德培养、道德培育等出现的问题及对策，提供国际医学伦理发展、研究信息，提供有关管理理论、科研成果、典型经验和工作方法，为解决临床道德问题，正确处理医建关系、医际关系，提高医护人员自身素质，加强医德修养，提供操作性规范和方法。另外，人工授精、计划生育、器官移植、安乐死、临终关怀、克隆技术、基因工程等，也是本刊着力反映的一个侧面，是我国唯一关于医德医风的大型学术刊物。

主要栏目：医学伦理审查、医德评价、医疗职业人格、学术争鸣、医伦教学改革、医伦学科建设、生命伦理学、器官移植伦理、临床医德、军医伦理、卫生法学、公共卫生伦理、卫生管理道德、医学哲学、建言献策、护理伦理、农村卫生伦理、健康伦理、性伦理、医学人文科学与人文关怀、医疗保险伦理等。

九、《解放军护理杂志》

《解放军护理杂志》是由总后勤部卫生部主管、第二军医大学主办的全国性护理专业学术期刊，为中国科技论文统计源期刊（核心期刊）。该刊以广大护理人员为主要读者对象，面向国内外公开发行，接受军队和地方的投稿及订阅。

办刊宗旨：面向军队和地方，坚持普及，重视提高，反映新医学模式下护理工作的面貌，研究护理学科建设，交流学术动态和临床经验，介绍护理新理论、新知识、新技能，以提高护理人员整体素质，促进护理学科发展和护理队伍建设。

主要栏目：专家论坛、论著、综述、护理教育、护理管理、专科护理、军事护理、专题笔谈、健康教育、世界之窗、国外护理动态、译文摘选、中医施护、饮食护理、小经验集锦、信息传递、个案护理等。

该刊为半月刊，每月 10、25 日出版。

十、《护理与康复》

《护理与康复》是由浙江省卫生健康委员会主管，浙江省护理学会主办的护理学术研究期刊，创刊于 2002 年 12 月。以广大护士、护理学教师为主要读者对象。2002年，该刊被浙江省卫生厅纳入职称晋升二级期刊目录；2003 年荣获中国学术期刊首届《CAJ-CD 规范》执行优秀奖；2007－2008 年荣获浙江省优秀科技期刊二等奖；2007 年由双月刊改为月刊。

办刊宗旨:坚持质量第一,面向临床护士,不断创新,持续稳步发展,以传递护理学术信息,提高护理学理论与技术水平,促进护理学科发展。

主要栏目:论著、护理研究、专科护理、基础护理、心理卫生、中医护理、护理管理、护理教育、药物与护理、健康教育、康复护理、社区护理、老年护理、技术创新、个案护理、综述、专题讲座及国内外护理新理论、新知识、新技术介绍等。

✎ 同步训练

1. 以下是一封论文推荐信,指出错误或不足之处　　　　　　　　　(　　)

编辑部,你好!

李小花,女,为本单位副主任护师,其撰写的论著论文《高血压三期病人康复护理50例》达到省内空白,今投你刊,请给予发表。

张家市人民医院

2011 年 12 月 30 日

A. 达到省内空白,不能这样写

B. 未注明是否有一稿二投

C. 请给予发表表述多余

D. 落款应为李小花,不应该是张家市人民医院

2. 关于论文的影响因子,正确的说法是　　　　　　　　　　　　(　　)

A. 影响因子是衡量一种学术期刊影响力的重要指标

B. 影响因子是针对期刊论文个体而言的

C. 影响因子为 3 的杂志质量低于影响因子为 2 的杂志

D. 对作者来说,为了尽快发表论文,应该选择影响因子低的期刊

(许贤智,徐勤容)

第三章

护理科研项目申请

第一节　　护理科研项目申请书撰写

护理科
研项目申报
书的撰写

> **学习要点▸**
>
> 1. 掌握护理科研项目申请书的基本组成。
> 2. 熟悉每部分撰写的主要内容及重点。
> 3. 了解撰写各部分内容时的注意事项。

　　研究者在选定研究问题、设计研究方案后,接下来的工作就是申报项目,护理科研项目也称护理科研课题。项目申报首先需要填写项目申请书,将准备研究或正在研究的护理研究项目上报给主管或资助部门,以期得到主管或资助部门在经济、设备和管理等方面的支持,是专家评议、计划下达部门审批的主要依据。

一、项目申请书基本内容

　　科研项目申请书基本内容一般包括:①题目。②立题依据,包括研究目的和意义、研究的内容、国内外研究现状和发展趋势,以及本课题的创新之处与特色。③研究方案,包括研究方法、步骤及可行性、可靠性论证。④研究基础,即与本课题有关的研究工作基础,主要的仪器、设备及研究人员基本情况(或课题负责人和课题组主要成员的学历和工作简历),以及主要的科研成果(或技术水平)等。⑤课题的进度安排。⑥情报查新及结论。项目申请书的内容可分为项目基本信息与项目正文两大部分。

二、项目申请书基本信息

(一)封面

一般申请书封面信息包括项目名称、第一申请单位名称、课题负责人、通信地址、邮政编码、联系电话和邮箱、填表日期。课题来源不同,其基本信息可能会有一定的差异,如浙江省医药卫生科技计划项目申请书还增加了计划类别这一项。作为护理研究者只要根据其相应的申请表填空式补充内容就可以了。项目名称又称课题名称,或申请书题目,即项目的名字。选题要求准确、新颖、概括全文主题思想,字数一般少于 25 字。提出一个问题往往比解决一个问题更重要。一个好的题目是决定该课题申请成功与否的关键,护理研究者要高度重视,按照前述护理研究选题方法确定项目名称。

(二)项目研究成员

项目研究成员是指在项目组内对学术思想、技术路线的制订、理论分析及对项目的完成起主要作用的人员。护理研究项目申请时必须认真考虑成员,一般从以下几个方面考虑筛选成员:一是学科,必须是同一学科或相近学科或相关人员,如实验技术人员在基础性研究中是必需的。二是成员有相应的研究成果,若这些成果与本研究有一定联系,将十分有益。三是成员的学历、职称与年龄结构,高学历、高职称对课题的申请是有利的,同时也要注意其结构。一般项目成员 5~6 人就可以了,重大项目和合作项目成员会多一些。

(三)项目经费预算

项目经费预算是否合理,直接影响项目的同行评议结果,护理研究者必须认真设计。项目经费预算总经费包括财政(或科研项目来源部门)拨款经费、地方或部门配套经费及自筹经费。作为项目申请人,要根据项目实际需要预算科研经费。例如关于配套经费,你必须考虑你所在单位的配套政策,不可随意填写。关于自筹经费,同样也要根据你实际可筹集的经费填写。科研项目经费科目一般包括设备费、材料费(包括原料、试剂、药品、消耗品、实验动物及其饲养费、标本、样本采集费、资料费等)、测试化验加工费、燃料动力费、差旅费、会议费(包括各种与项目有关的学术会议、专题研讨会、论证会议等)、合作或协作研究(指外单位协作承担资助项目的研究工作的开支)与交流费、出版/文献/信息传播/知识产权事务费、人员劳务费、专家咨询费、管理费和其他开支等。总的来说,要求经费预算合理、规范,编制时可进行详细说明,其中,国际合作与交流费、劳务费、管理费等应严格按不同项目主管部门的有关财务规定执行,不得超标。如国家自然科学基金委员会文件规定,管理费可提取 10%,而很多其他项目管理费则为 5%。有的项目申请书还需要你根据研究的年度,填写年度预算表,此时你只要按照实际填写即可。

(四)摘要与关键词

有的项目申请书还要求填写摘要与关键词,如浙江省医药卫生科技计划项目申请书。摘要是申请书的关键部分,摘要常常是评审专家的第一印象,是项目评审过程中专家十分关注的内容,有时项目数量很大,专家阅读时间有限,那么摘要可能就成为专家判断项目的重要依据。护理研究者应简明扼要地介绍申请项目的主要研究内容、目的和意义,鲜明地突出研究内容的独创性和特色;根据填写说明,摘要一般不超过 400 字。一般来说,护理研究工作者可以根据申请书的正文内容进行概括性提炼,这也是最常用的方法。关键词在部分项目申请书中也称为"主题词",它用于表达项目的主题内容,一般项目申请书中规定关键词为 3~5 个。护理研究者要重视关键词的提炼,它也是项目评审专家关注的内容,可以从项目名称或结合项目研究内容进行提炼。

三、项目申请书报告正文

(一)立题依据

立题依据包括项目的研究意义、国内外研究现状分析和参考文献。

1.研究意义

研究意义是指验证该项目的成功预见会带来什么样的社会效益,给社会、人类带来什么样的好处。研究意义包括是否提高工作效益,降低成本,减轻患者的负担,创造经济效益等;对护理实践、护理管理、教育和科研有何积极的指导作用;对护理专业知识和理论体系的充实和发展有何促进作用等。一般对于护理研究者来说,应着重结合护理学科某一领域的发展前沿,围绕存在的问题,论述其应用前景和实用价值。

2.国内外研究现状分析

分析同类研究工作国内外研究现状与存在的问题。所谓研究现状,是指同类研究所涉及的范围、程度,即国外、国内有没有同类或类似研究,如果有,是什么时间开始此类工作的,研究的进展如何,存在哪些问题有待进一步从不同的角度、深度和层面进行研究。而这些存在的问题恰恰就是所申请的课题将要解决的或部分解决的问题,亦是本课题立项的依据。

3.参考文献

参考文献要求是:①阅读全文,附 10~15 篇。②文献发表时间在近 3~5 年,格式必须正确。③选择专业范围内影响因子(国内、外)较高的杂志,更有说服力。

(二)研究内容

研究内容包括主要研究目标、拟采取的研究方案及可行性分析、年度研究计划和年度目标、本项目的特色与创新之处、预期的研究结果及其验收指标。

1.研究目标

研究目标是指待解决的学术问题,也就是项目最后要达到的具体目的、要解决的具体问题。确定目标时,要紧紧围绕项目本身,用词应准确、精练、明了、具体,只有目标明确而具体,才能知道研究工作的具体方向和研究的重点,研究思路才不会被各种因素所干扰。常见的问题包括:①目标设置偏大,目标定得过高,对预定的目标无法进行研究;②目标扣题不紧,项目难以完成;③非学术性问题作为拟解决的问题,或仅解决某一具体工作,设计问题很难通过项目研究来解决。

> 某一护士研究的项目名称是"某社区中年人高血压用药依从性调查",她确定的研究目标是彻底解决该社区中年人高血压用药依从性差的问题。这个研究目标显然不可实现,如果修改为"通过调查分析该社区中年人高血压用药依从性差的原因,提出相应对策,促进依从性提高"就比较实际。

2.拟采取的方案及可行性分析

可行性分析是说服评审专家的第二次机会,申报者应对研究基础、工作条件、政策法律法规等方面进行分析,多方面阐述。项目理论上可行,是指具有成熟的理论基础;技术上可行,是指研究目标在现有技术条件下具有可实现性;设备材料可行,是指本单位已具备完成项目研究所必需的技术设备和实验条件;知识技能上可行,是指申报者和项目组成员具有完成项目的背景和能力。

3.年度研究计划和年度目标

年度研究计划决定了项目研究的步骤,也就是项目研究在时间和顺序上的安排。研究的步骤要充分考虑研究内容的相互关系和难易程度。一般情况下,都是从基础问题开始分段进行的,每个阶段从什么时间开始,至什么时间结束要根据研究工作的复杂程度和人力等情况综合考虑。项目研究的主要步骤和时间安排包括整个研究拟分为哪几个阶段,各阶段的起止时间,各阶段要完成的研究目标、任务,各阶段的主要研究内容等。具体研究计划展示方式可用文字式,也可用图式,总之要说明清楚时间、工作内容、研究方法等问题。

某基层医务人员高血压相关专业知识的课题的研究计划

2007 年 7 月(确定调查单位):分县区随机抽样,各确定 2 所中心卫生院和 4 所乡卫生院,每县区人民医院、中医医院、妇保院各一所,所有医院均在二级甲等以下。

2007 年 8—10 月(制定调查表):研究学习高血压相关专业知识,设计调查表并请省内专家审阅,修正与确定调查表,准备资料。

2007 年 11 月(调查员培训):调查员集中培训,统一工作步骤与要求。

2007 年 12 月(确定调查对象):各卫生院医生、护士、检验人员全部对象。县区各人民医院、中医医院、妇保院研究对象分专业随机抽取 200 名。

2008 年 1—4 月(正式调查):调查员分县区进行调查,由研究员带领调查员,在固定的时间内(3 个月内),直接给研究对象发放表格,并在 30min 内当场收回。

2008 年 5 月(调查资料汇总、分析、撰写论文):所有资料输入计算机(Excel 软件),采用 SPSS 统计软件对资料进行分析。撰写科研论文(核心期刊 1～2 篇),提出建议报告。

4.本项目的特色与创新之处

科研的核心是创新,只有通过创新才能有所发明和创造,才能提出更新的理论、更有价值的策略。即将所申请的课题与目前国内外同类研究的现状做比较,着重强调从哪些角度、深度或层面进行研究,从哪些方面有别于以往的课题。①如本课题研究的问题是前人没有研究和涉及的,即填补某一领域空白;或者虽然国外有文献报道,但在国内尚无人进行此研究,此课题是在借鉴国外同类研究的基础上,结合我国具体的国情提出新的研究内容、方法或模仿国外新技术,并在其基础上进行创新,填补国内空白。②如前人对此问题虽然有研究,但本人提出了新的方法,或从不同的侧面或深度进行研究,补充、发展或更新了原有的研究。知识是前人经验的总结,受当时环境、技术及作者本人的认识等多方面的局限。随着科学技术的发展,新技术的广泛应用,护理知识必须不断更新、完善和发展。我们要在继承前人知识的基础上,不断开拓、创新、发展,这也正是我们所选科研项目的立论依据和特色。

5.预期的研究结果及其验收指标

即本研究项目完成以后,预计取得哪些方面的成果或可能实现的目标。成果常见形式有:科研论文、专题报告、专利、成果运用与推广等,在撰写护理研究项目申请书时,要具体说明项目的预期成果。但要注意项目的成果要根据你的能力与项目实际来考虑,过度承诺可能会影响项目结果的验收。

(三)研究基础

研究基础是指护理人员和项目组主要成员与本项目有关的研究工作积累,以及已取得的研究工作成绩。它是打动评审专家的第三次机会。工作条件包括已经具备的科学条件,尚欠缺的研究条件和拟解决的途径。护理人员已掌握的必要的研究方法和手段,尤其是某些重要、关键性的研究手段和方法,直接关系到科学研究的成败。他们是专家评判项目执行能力的关键。护理人员应清楚地说明自己及所在的科研团队具有完成本项目的能力,同时,对不具备的研究条件也是完全有能力弥补的,不会影响项目的完成。

此外,在此部分还应阐述:①项目主要成员简历,包括项目组主要成员的学历和研究工作经历、近期已发表的与本项目有关的主要论述和获得的学术奖励、在本项目中承担的任务。要列出相关论文(著)所有作者排序、论文(著)名称、期刊(出版社)名称、发表(出版)时间。②正在承担的科研项目,包括项目组主要成员所承担的各级各类项目。③合作单位在本项目中承担的具体研究内容及工作计划,合作单位与本项目有关的研究工作基础和已取得的研究工作成绩。

四、项目申请中的注意事项

(一)项目申请书的语言应通俗易懂,重点突出

由于项目申请书较多,评委们花在每一份项目申请书上的时间通常有限,不可能深入地了解和理解每一份申请书的详细内容。因此,要让评委能清晰、准确、快速地了解申请书的主要信息和观点,就要求申请书中的文字尽可能通俗易懂、精练,并突出重点。

(二)申请书应避免一切文字和逻辑错误

项目申请书是评委了解申请者科研实力与能力的重要机会。因此,申请者应高度重视申请书的撰写,完成申请书后应反复阅读文字,包括其逻辑性、条理性、前后呼应等,减少不必要的文字问题和逻辑错误。

(三)申请书中注意体现研究团队的优势

大部分项目研究都不是依靠一个人的能力就可以独立完成的,需要一个高效、合作的研究团队。因此,申请书中除了对项目负责人本人的研究实力与能力进行展示外,合作的团队成员在申请项目上的作用和优势共享,也有助于项目申请的成功。

(四)紧扣不同来源的项目申报书,进行填空式回答

科研管理部门不同,申报书的正文格式内容展示形式也不一样。护理研究者必

须认真研究各申报书的内容要求,进行填空式填写即可,这样可避免内容重复,做到简明扼要,重点突出。如某市科技局科技项目申请书正文内容分为:①本项目的立题依据,包括目的、意义、国内外概况和发展趋势,现有工作基础和条件(包括研究工作基础、装备条件和技术力量及项目负责人技术工作简历);②研究、开发内容和预期成果;③项目组成员;④具体研究、开发内容和重点解决的技术关键问题,要达到的主要技术、经济指标及经济社会环境效益,拟采取的研究方法和技术路线或工艺流程(可用框图表示);⑤市场资源;⑥项目申请经费。

✎ 同步训练

1. 对项目"社区老年人健康状况的调查研究与对策",下列评价正确的是（　　　　）

A. 选题太大,涉及因素太多,不易成功

B. 选题符合当前社区老人疾病的特点,易成功

C. 选题太小,涉及因素太少,没有意义

D. 选题不符合当前社区老人疾病谱特点

2. 护理研究项目申请书正文主要包括　　　　　　　　　　　　　（　　　　）

A. 研究目标　　　　　　　　　　　B. 研究组成员

C. 研究方案　　　　　　　　　　　D. 经费预算

3. 对于科研创新的理解,下列正确的是　　　　　　　　　　　　（　　　　）

A. 对某临床护理方法的改进　　　B. 对某护理测量工具的使用途径的观察

C. 临床护理发现了新的现象的观察　D. 同类患者不同药物效果的观察

（饶和平）

第二节　常见课题申请书表格

对于护理研究者来说,熟悉护理课题申请的来源与格式是一项基础性工作,可为今后申请护理研究经费打下坚实的基础。本节对护理人员常见课题申报书表格做一介绍。

一、浙江省科技计划项目申请表

浙江省科技计划项目申请表

申请编号：

项目名称：

申请单位：　　　　　　（盖章）

申请日期：

浙江省科学技术厅

填　报　说　明

1. 本表适用于向省科技厅申报各类科技计划项目。

2. 填表前，请先仔细阅读《浙江省科技计划与项目管理暂行办法》有关规定和《浙江省科技计划项目分类目录及代码》。

3. 报各类计划项目，须附项目可行性报告一式二份，项目可行性报告使用 A4 纸打印，于左侧装订整齐。

4. 申请表各项内容，要实事求是，认真填写。表述要明确、字迹要清晰。为适应计算机管理的要求，项目申请表有关栏目，要求既用汉字，又用代码，以便计算机输入和校核。申报单位名称要按公章填写全称。

5. 本申请表须由市科技局或省级主管部门审核后，统一报送省科技厅综合计划处，一式二份。

6. 申请表中名词术语，由省科技厅综合计划处负责解释。

浙江省科技计划项目申请表

（一）项目情况

项目名称			
项目类别		代码	
行业分类		代码	
技术领域		代码	
学科领域		代码	

技术来源				代码		
开始日期				完成日期		
项目经费 （万元）	项目总经费	自筹部分	银行贷款 部分	向省科技厅 申请部分	其中第一 年拨款	
经费开支 预算 （万元）	设备费	能源材料费	试验外协费	资料印刷费	会议及调研费	
	租赁费	鉴定验收费	人员经费	管理费	其他费用	
预计 经济效益 （万元）	年增产值	年增利润	年增税金	年创汇	年节汇	
预计 其他成果	论文数		专利		其中发明专利	
备注						

（二）承担单位

		单位名称			
第一申请 单位		单位简称		法人代码	
		所在地 代码		单位 类型	代码
		详细地址		邮政编码	
		单位 E-mail		联系人	
		联系电话		传真	
		开户银行		银行账号	
		主管部门		代码	
合作 单位		单位名称		法人代码	职责*
	1				
	2				
	3				
	4				

续　表

合作单位		单位名称	法人代码	职责*
	5			
	6			
	7			
	8			
合作单位总数 △		承担单位数		参加单位数

注:*:0—承担,1—参加。

△:包含第一申请单位。

(三)项目负责人及项目组成员

项目负责人	姓名							
	身份证号码							
	联系电话							
	E-mail							
	学历		代码		学位		代码	
	专业技术职务			代码		专业		
	在本项目中的分工							
	工作单位							
	单位法人代码							

项目组成员	姓名	出生年月	专业技术职务	专业	工作单位	在本项目中分工

(四)主要研究内容和要达到的主要技术、经济指标

可行性报告		1.有 2.无

(五)计划进度目标

起始年月	进度目标要求(每栏限80字)
至	
至	
至	

(六)需增添的仪器及用途

名称及规格型号	数量	单价	金额	资金来源	用途说明

(七)承诺书

　　本单位(或个人)承诺:本申请书中所填写的内容和资料真实、有效,如存在弄虚作假和与事实相违背的内容,由本单位(个人)承担全部责任。

申报单位(盖章)
项目负责人签字:
年　月　日

(八)初审意见

县科技局初审意见：	市科技局或省级主管部门初审意见：
负责人签字： 　　　　　年　月　日 　　　　　单位(盖章)	负责人签字： 　　　　　年　月　日 　　　　　单位(盖章)

浙江省科技计划项目可行性报告

编　写　提　纲

一、立项的背景和意义

二、国内外研究现状和发展趋势

三、研究开发内容和技术关键

四、预期目标(主要技术经济指标、应用或产业化前景)

五、研究方案、技术路线、组织方式与课题分解

六、计划进度安排

七、现有工作基础和条件

八、经费预算

(饶和平)

二、浙江省医药卫生科技计划项目申请书

浙江省医药卫生科技计划项目申请书 (合同书)	
计划类别：	省医药卫生平台研究计划
课题名称：	
申请者：	
申请单位：	
联系电话：	
申请日期：	
浙江省卫生厅 二　　　年制	

（一）简表

研究项目	项目名称（限40字）						
	类别	A.基础研究 B.应用研究 C.开发研究 D.软科学研究				类别	
	领域	A.基础医学 B.临床医学 C.预防医学与卫生学 D.药学 E.中西医结合 F.其他				领域	
	申报学科	名称		申请金额	万元	是否偿还	
		代码		起止年月	20 年 月至20 年 月		

申请者	姓名		性别		出生年月	年 月	民族		年参加研究月数	
	专业技术职务		学历	A.博士 B.硕士 C.本科 D.大专 E.其他		留学国别				
						留学时间			月	
			身份证号			留学学位				
	所在单位	名称				邮政编码				
						联系电话				
		性质	A.高等院校 B.科研单位 C.医院 D.卫生防疫站 E.其他							
		地址								

项目组		总人数	高级	中级	初级	辅助人员	博士后	博士生	硕士生	参加单位数
	主要成员（不含申请者）	姓名	性别	年龄	专业技术职务	工作单位（可简写）	项目分工	实验动物证书号（如需用动物）		

153

续　表

研究内容和预期成果	
主题词	1.主题词限填二个;2.主题词之间空一格;3.按《医学主题词表 MESH》填写

(二)立题依据

（包括国内外研究现状分析、当前需要解决的主要问题等）

(三)研究内容

（研究目标、研究内容和拟解决的问题）

(四)研究方法和技术路线

（采用的研究方法和技术路线及可行性分析）

(五)预期结果

（科学价值、社会效益、经济效益分析）

(六)基础条件

1.已做的工作基础

2.前三年主要研究业绩

1)近三年获得(参与)的各类科研项目

项目名称	起止年月	课题来源	排名

2)近三年获得的科技奖励情况

项目名称	奖励名称/级别	奖励等级	排名

3)近三年已发表的主要论文、著作目录

论文、著作名称	类别	出版年月	出版社或期刊名称及卷期	独著或合著

4)其他

3. 主要的设备、试剂、实验动物（注明获得实验动物及动物实验合格证的情况）以及自筹经费情况

4. 信息检索情况（按省卫生厅认可的检索机构出具的检索报告结论填写）

（七）考核指标

（年度计划进度及具体考核指标）

(八)经费概算

支出科目	金额(万元)	计算根据及简要理由
1.设备费		
购置设备费		
试制设备费		
设备租赁费		
2.材料费		
3.测试化验加工费		
4.燃料动力费		
5.差旅费		
6.会议费		
7.合作、协作研究与交流费		
8.出版/文献/信息传播/知识产权事务费		
9.人员劳务费		
10.专家咨询费		
11.管理费		
12.其他		
合计		

(九)申请者承诺

　　我保证上述填报内容的真实性。如果获得资助,我与本项目组成员将严格遵守浙江省医药卫生科学研究基金管理的有关规定,切实保证研究工作时间,认真开展工作,按时报送有关材料。

申请人(签名):

年　　月　　日

(十)所在单位审核意见与承诺

申请者所在单位审核意见(包括:对课题的意义、特色和创新之处、申请者的素质与水平及科研条件等签署具体意见):

并承诺:

已对申请书内容进行审核,申请课题如获资助,保证对研究计划实施所需的人力、物力和工作时间等条件给予保障,严格遵守浙江省医药卫生科学研究基金管理的有关规定,督促项目负责人和项目成员以及本单位项目管理部门按规定及时报送有关材料。

单位负责人(签章)   单位公章
                                                  年　月　日

(十一)合作单位承诺

同意参加合作研究,并保证对合作研究所需的人力、物力和工作时间等条件给予保障,督促参加合作研究人员按计划完成所承担的任务并提交科学可靠的研究资料。

合作单位1(公章)   合作单位2(公章)   合作单位3(公章)
　年　月　日   　年　月　日   　年　月　日

(十二)上级主管单位意见

单位负责人(签章)

单位公章
年　月　日

(十三)省卫生厅审批意见

单位公章
年　月　日

(十四)任务签订各方意见

课题承担单位(乙方)

课题负责人(签字)　　　　　　　　　　　　　　　　　（公　章）

财务负责人(盖章)

　　　　　　　　　　　　　　　　　年　　　月　　　日

账　户　名：

账　　　号：

开户银行：

　　乙方上级主管单位(丙方)　　　　　　　　　　　（公　章）

负责人(签字)　　　　　　　　　　　年　　　月　　　日

　　课题批准单位(甲方)：省卫生厅　　　　　　　　　（公　章）

负责人(签字)　　　　　　　　　　　年　　　月　　　日

　　　　　　　　　　　　　　　　　　　　　　　　（饶和平）

三、某某市科技计划项目申请书

市科技局编号

某某市科技计划项目申请书

项目名称：

第一申请单位：

项目负责人：

通信地址：

邮政编码：

电话/手机：

申请日期：　年　月　日

某某市科技计划项目申请书

(一)本项目的立题依据
包括目的、意义、国内外概况和发展趋势,现有工作基础和条件(包括研究工作基础、装备条件和技术力量及项目负责人技术工作简历)

(二)项目组成员

姓名	文化程度	年龄	专业技术职务职称	专业	工作单位	在本项目中分工

(三)研究、开发内容和预期成果
具体研究、开发内容和重点解决的技术关键问题,要达到的主要技术、经济指标及经济社会环境效益,拟采取的研究方法和技术路线或工艺流程(可用框图表示)

(四)市场资源

（五）项目申请经费（计算根据及理由）

序号	概算科目名称	合计	市财政拨款经费	地方部门配套经费	自筹经费
	(1)	(2)	(3)	(4)	(5)
1	经费支出（合计）				
2	设备费				
3	材料费				
4	测试化验加工费				
5	燃料动力费				
6	差旅费				
7	会议费				
8	合作、协作研究与交流费				
9	出版/文献/信息传播/知识产权事务费				
10	人员劳务费				
11	专家咨询费				
12	管理费				
13	其他开支				
1	经费来源（合计）				
2	申请市财政经费				
3	地方、部门配套拨款				
4	自筹经费				
5	单位自有货币资金				
6	其他资金				
	市财政科技经费拨付进度申请	第1年	第2年	第3年	
	金额				
	比例（%）				

经费概算说明:申请项目如获资助,承担单位和相关部门将对研究计划实施所需人力、物力和工作时间等条件予以保障。

	金额 (万元)	市财政拨款 经费(万元)	经费说明

(六)、县(市、区)或主管部门审查意见

负责人签字:　　　　　　　　　　　　　　　　　　　单位盖章 　　　　　　　　　　　　　　　　　　　　　　　年　　月　　日

(饶和平)

CHAPTER 4
第四章

计算机统计软件SPSS在护理研究中的应用

护理人员在开展护理科研过程中,需要将研究结果进行描述或与同行专家研究进行对比分析,这都离不开统计。随着护理科研的日趋复杂,计算机在数据处理中的应用日益增加。目前,计算机的普及,已有取代手工计算的趋势。计算机对数据处理的最大贡献就是为高速、准确、灵活地进行大量数据分析提供了可能。

第一节　SPSS for Windows 简介

SPSS
在护理科研
中的应用
(安装功能
介绍及数据
库建立)

一、SPSS 的发展简介

SPSS(statistical for the social sciences)软件即社会科学统计程序包,是目前国际上较常用的两大统计软件(另一个是 SAS)之一,它涵盖了基本统计功能。它的主要优点是命令简单,理论严谨,内容丰富,有联机和软件辅助教学功能,辅助功能强,要求用户记忆的东西少,所以很适合非计算机专业的统计分析人员使用。

SPSS 公司自成立以来,从最初 SPSS/PC+for Dos 到 SPSS 6.0,7.0,8.0,9.0,10.0,11.0,12.0,13.0 for Windows,软件版本不断更新。随着版本的更新、软件功能的完善,操作越来越简便。本书仅以 SPSS 13.0 for Windows 为例,概略地介绍一下其统计功能。

二、SPSS 的优点

SPSS13.0 for Windows(尤其是高版本)具有下列优势。

1.完全的 Windows 风格界面,输入数据文件以后,只需用鼠标结合简单的数据输入便可完成操作。操作者只要给出分析指令,系统就会自动进行数据处理,得到相应的结果。对于非统计专业人员而言,数据统计变得轻而易举。

2.完善的帮助系统(图解帮助、在线帮助和联机帮助等),可使应用者更好地学习该软件。

3.可以与很多其他软件进行数据传输。该软件可以打开扩展名为".dat"、".xls"、".slk"、".dbf"和".wk"等的多种数据文件。

4.它不仅能实现统计功能,还能将分析结果用数种清晰简练的表格或(和)数十种生动形象的二维、三维图像来表达,真正做到了实用与美观的统一。现以 SPSS 13.0 for Windows 为例,简单介绍一下其使用及功能。

第二节　SPSS 的启动与退出

一、SPSS13.0 for Windows 的启动

SPSS 启动的方法有三种:

1.在快捷工具栏单击 SPSS 13.0 图标。

2.在资源管理器中搜索到 SPSSWIN.exe 执行文件并双击它。

3.开始—程序—SPSS 13.0 for Windows。

SPSS 运行后,可见一个运行对话框(图 4-1)。

对话框提供多个选项,单击选定后,单击"OK"按钮确定,即可进入 SPSS 13.0 for Windows 的主界面,即数据编辑窗(图 4-2)。

可在此窗口进行数据的编辑。主画面的最上行是由 10 个菜单项组成的主菜单。每个菜单项都包括一系列功能,用鼠标点击可出现下拉式菜单,供读者进一步选择和操作,具体功能如表 4-1 所示。

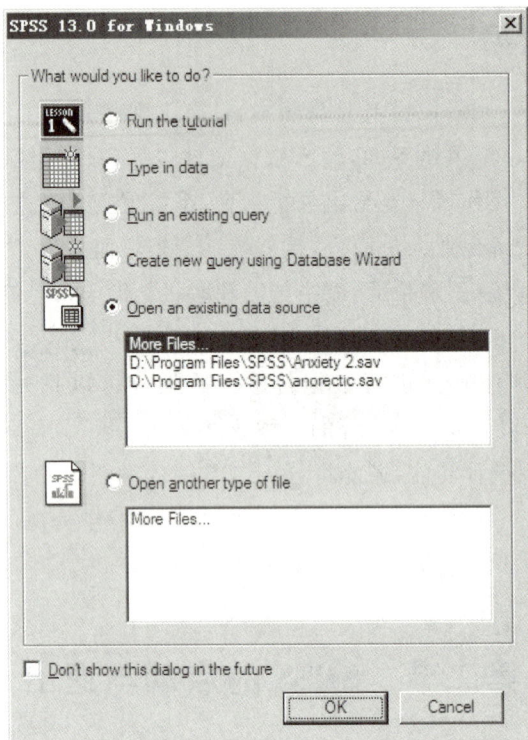

图 4-1　SPSS 运行对话框

图 4-2　数据编辑窗

表 4-1　数据编辑窗中的菜单项及功能

菜单项	中文含义	包括的命令项
File	文件操作	文件的打开、保存、另存,读取数据库数据、ASCII 码数据,显示数据文件信息,打印等功能
Edit	数据编辑	撤销、恢复、剪切、复制、粘贴、清除、查找及定义系统参数
View	视图	状态栏、工具栏、表格线的显示或隐藏,字体设置,值标签/变量值显示切换
Data	数据库处理	定义变量、日期、模板,插入变量、观测量,对观测量定位、排序,对数据文件拆分、合并组合,对观测量选择、加权、正交设计
Transform	变量变换	计算新变量、随机数种子设置、计数、重编码、自动重编码、排秩、建立时间序列、重置缺失值
Analyze	统计分析	概括描述、自定义表格、均值比较、一般线性模型(方差分析)相关、回归、对数回归、聚类与判别、数据简化(因子、对应等)、标度、非参数检验、时间序列、生存分析、多元响应、缺失值分析
Graphs	统计图表的建立与编辑	统计图概览、交互作图方式及概览中所列的各种统计图的建立与编辑
Utilities	工具	变量列表、文件信息、定义与使用集合、自动到新观测量、运行稿本文件、菜单编辑器
Window	窗口	所有窗口最小化、激活窗口列表
Help	帮助	主题、培训、SPSS 主页、语句指南、统计学指导、询问、关于软件协议

二、SPSS 13.0 for Windows 的退出

可按下列步骤退出 SPSS 13.0 for Windows。

1.首先把一个新建立的或修改的文件内容保存。具体操作方法是:

(1)如果是一个新的数据库文件,点击主菜单中的"File",在下拉菜单中找到"Save Data As"并点击之,弹出保存数据文件的对话框,如图 4-3 所示。

输入自选的数据文件名(其后缀应为.sav)及相应的磁盘路径,点击"OK"键,即可存入数据文件。

(2)如果是一个旧的数据文件,只做了数据修改,而不再保存原数据文件,只需在"File"的下拉菜单中找到"Save"并点击之,便可存入数据文件(注意,原数据文件将被覆盖)。如果要保存原数据文件,则选择"File"下拉菜单中的"Save Data As",并键入新的文件名,修改过的数据将保存在新的文件中。

(3)如果在运行过程中产生统计分析结果,想要把它保存下来,也可把窗口列为当前窗口,然后使用上述同样方法进行储存。当然,其文件的后缀应为".spo"。

(4)如果运行中产生了统计图,那么把统计图列为当前窗口,再用类似的方法存

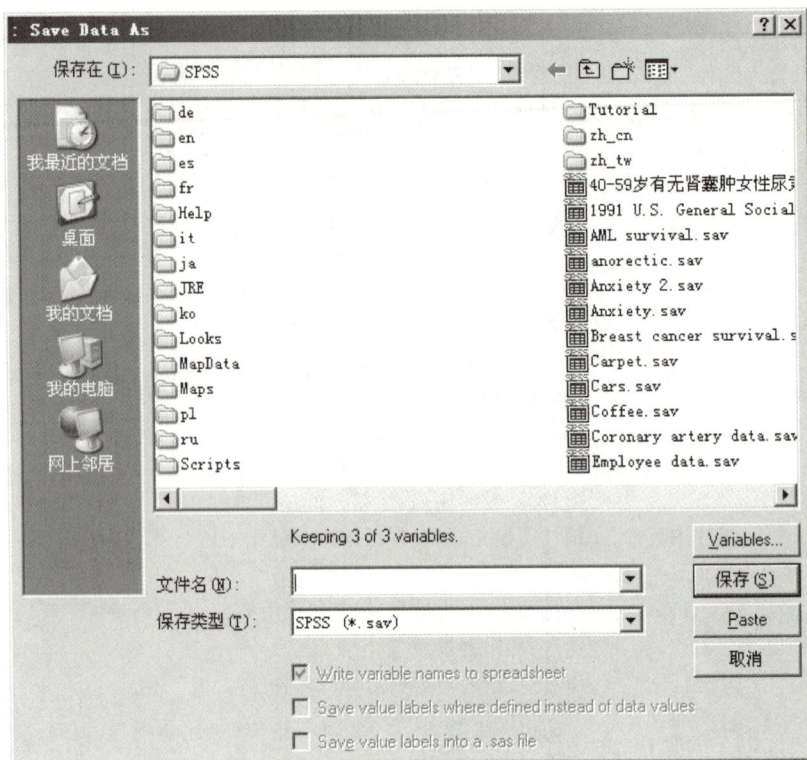

图 4-3　保存数据文件对话框

储,其后缀应为".spo"。

2. 点击主菜单中的"File",在下拉菜单中找到"Exit"并点击之,则可退出 SPSS 13.0 for Windows。

第三节　t 检验

SPSS 在护理科研 中的应用 (t 检验)

对于两组计量资料的均数做显著性检验可用 t 检验。它要求两组资料都分别服从正态分布或近似正态分布,并且要求两组的方差具有齐同性。如果方差不齐,则要求进行校正,常用的方法有校正界限值或者校正自由度,其本质是校正界限值。t 检验可分为配对 t 检验(paired-samples t test)和两组独立样本的 t 检验(independent-samples t test)。

一、配对 t 检验

12 名接种卡介苗的儿童,8 周后用两批不同的结核菌素,一批是标准结核菌素,另一批是新制结核菌素,都注射在儿童的前臂,比较两种结核菌素的皮肤浸润反应平均直径(mm),其具体结果见表 4-2。试问:两种结核菌素的反应性有无差别?

表 4-2 12 名儿童两种结核菌素皮肤浸润反应结果

(单位:mm)

编号	标准品	新制品
1	12.0	10.0
2	14.5	10.0
3	15.5	12.5
4	12.0	12.0
5	13.0	10.0
6	12.0	5.5
7	10.5	8.5
8	7.5	6.5
9	9.0	5.5
10	15.0	8.0
11	13.0	6.5
12	10.5	9.5

1.建立数据文件

(1)首先建立数据文件,把光标移到 SPSS for Windows 主界面下面的"Variable View",点击鼠标,此时屏幕弹出含有"Variable View"的定义变量对话框,如图 4-4 所示。

(2)此处有两个变量,均在图 4-4 中的"Name"下键入,第一行键入标准品(取变量名"标准",保留小数点后 2 位)、第二行键入新制品(取变量名"新",保留小数点后 2 位)。

(3)点击"Data View",在"标准"和"新"下面逐行输入标准结核菌素和新制结核菌素的反应平均直径,如图 4-5 所示。

(4)以本章第二节已保存的数据为例,在"File"下拉菜单中,找到"Save"并点击之,建立数据文件,取名为"结核菌素.sav"。

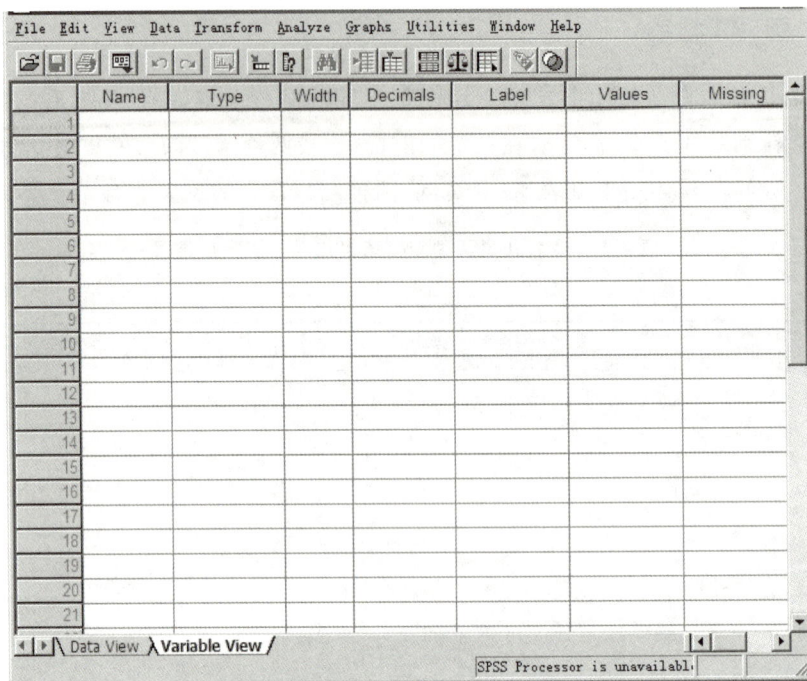

图 4-4　含"Variable View"的定义变量对话框

2. 统计分析步骤

(1)先打开数据文件"结核菌素.sav"。

(2)点击 SPSS for Windows 主界面的"Analyze",展开下拉菜单。

(3)在下拉菜单中寻找"Compare Means",弹出小菜单,在小菜单上寻找"Paired-Samples T Test"选项(图 4-6),单击后显示 Paired-Samples T Test 对话框,将两个变量名选中,按向右箭头,将它们转移到"Paired Variables"列表框中,单击"OK"按钮进行运算(图 4-7)。

(4)单击"OK"按钮,得到 12 名儿童分别用两种结核菌素皮肤浸润反应结果(mm)的配对 t 检验结果,如图 4-8 所示。

(5)输出结果。输出结果(表 4-3)主要包括统计描述、相关分析和配对的差异的统计分析三个部分,下面对其输出的统计结果进行简单分析。

表 4-3 为统计描述。Pair 为配对变量名;N 为配对数;Mean 为均数;Std. Deviation 为标准差;Std. Error Mean 为标准误。

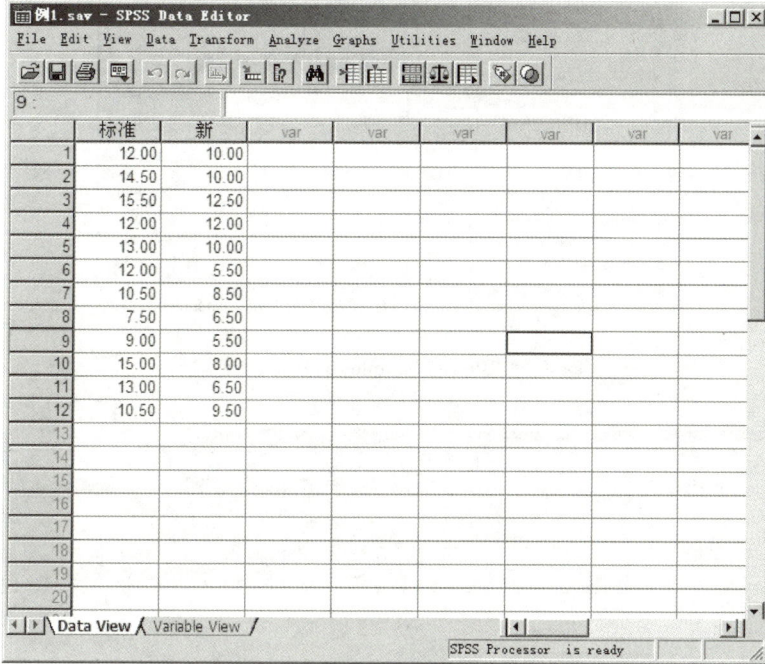

图 4-5　逐行输入标准结核菌素和新制结核菌素的平均反应直径

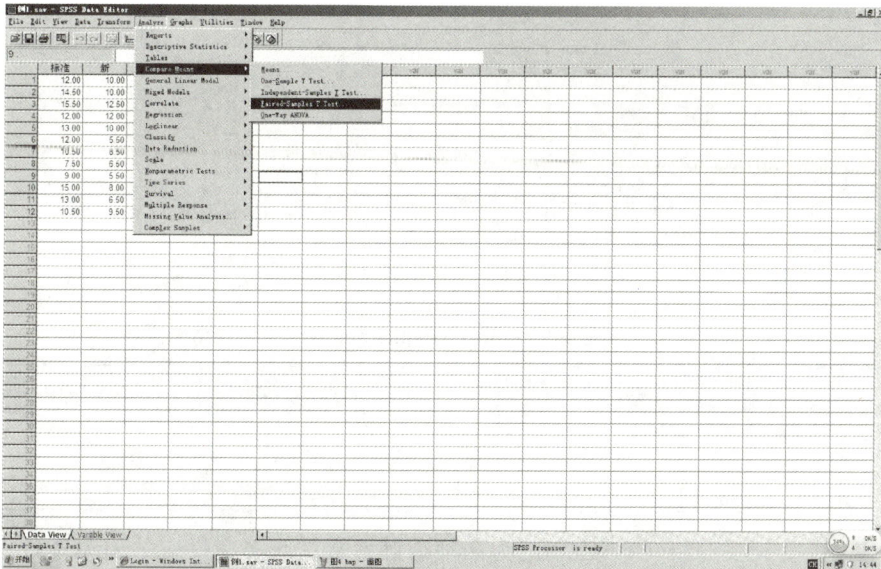

图 4-6　"Paired-Samples T Test"选项

计算机统计软件 SPSS 在护理研究中的应用 第四章

171

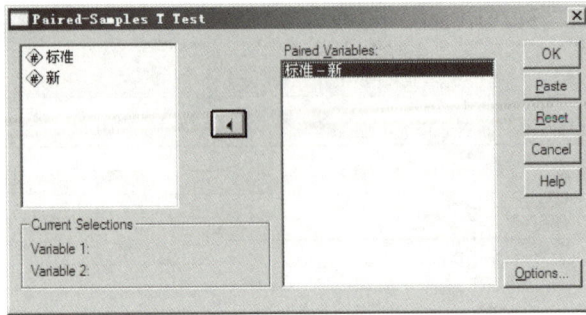

图 4-7 "Paired-Samples T Test"对话框

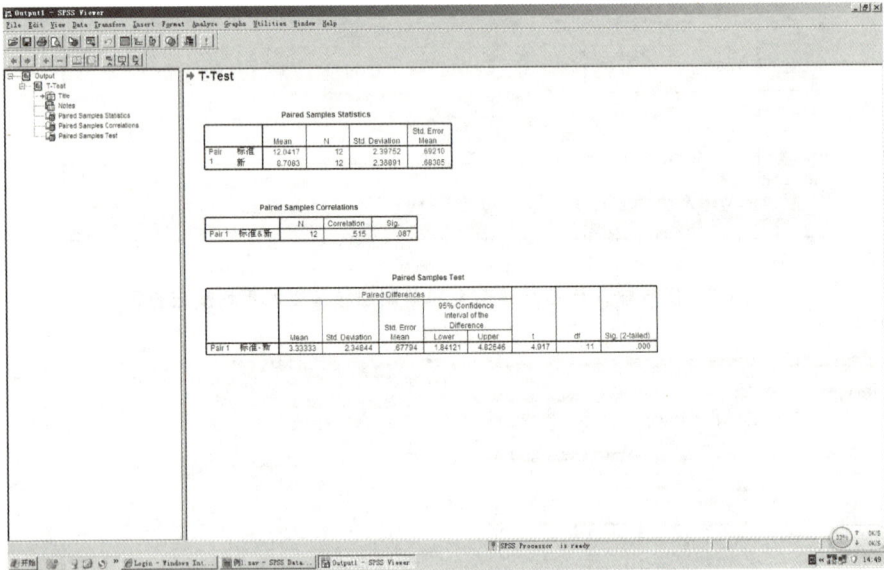

图 4-8 配对检验结果

表 4-3 Paired Samples Statistics

		Mean	N	Std. Deviation	Std. Error Mean
Pair 1	标准	12.0417	12	2.39752	.69210
	新	8.7083	12	2.36891	.68385

表 4-4 为相关分析,Correlation 为两种结核菌素皮肤浸润反应的相关系数;Sig. 为两种结核菌素浸润反应的相关系数的双侧统计学检验。本例 $P=0.087$,表示无相关关系。

表 4-4　Paired Samples Correlation

		N	Correlation	Sig.
Pair 1	标准-新	12	.515	.087

表 4-5 为配对的差异的统计分析。Mean 为两种结核菌素皮肤浸润反应差值的均数；Std. Deviation 为两种结核菌素皮肤浸润反应差值的标准差；Std. Error Mean 为两种结核菌素皮肤浸润反应差值的均数的标准误；t 为统计量 t 值；df 为自由度；Sig.（2-tailed）双侧为配对 t 检验的结果。本例 $P＝0.000$，表示差异有统计学意义。

表 4-5　Paired Samples Test

		Paired Differences					t	df	Sig. (2-tailed)
		Mean	Std. Deviation	Std. Error Mean	95% Confidence Interval of the Difference				
					Lower	Upper			
Pair 1	标准-新	3.33333	2.34844	.67794	1.84121	4.82546	4.917	11	.000

二、两独立样本的 t 检验

下面以具体例子解释两独立样本的 t 检验。

从 40～59 岁有无肾囊肿的女性中各抽取 10 人、12 人，测得他们的尿素氮（mmol/L）（表 4-6），两组女性尿素氮水平有无差异？

表 4-6　40～59 岁有无肾囊肿女性的尿素氮

（单位：mmol/L）

无肾囊肿	4.05	4.18	5.93	3.15	4.30	2.41	7.60	6.64	2.98	5.93	4.18	4.06
有肾囊肿	4.54	4.63	3.64	7.75	5.07	6.44	5.62	6.14	4.84	6.43		

1. 建立数据文件

两组独立样本的 t 检验，建立数据文件的方法与配对 t 检验不同。它设立两个变量"Group（组别）"，取值 1 表示无肾囊肿组；取值 2 表示有肾囊肿组；"尿素氮"表示尿素氮的水平。

（1）首先建立数据文件，把光标移到 SPSS for Windows 主界面下面的"Variable View"，点击鼠标，此时屏幕弹出含有"Variable View"的定义变量对话框，如图 4-4 所示。

（2）在图 4-4 中的"Name"下键入，第一行键入"组别"，并点击"Values"，在其下出现一个矩形框。再点击该矩形框中右侧的图标，可弹出定义变量值的标签"Value Labels（变量值标签）"的对话框如图 4-9 所示，在图 4-9 中先键入变量值"1"，再键入该变量的标签"无肾囊肿组"，点击"Add"按钮；键入变量值"2"，再键入该变量的标签"有肾囊肿组"，点击"Add"按钮，点击"OK"。返回图 4-4。第二行键入"尿素氮"。

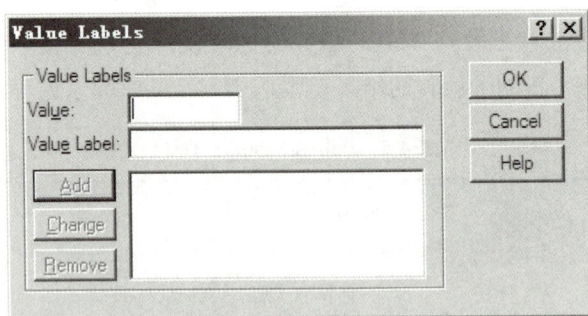

图 4-9 "Value Lables"对话框

（3）点击"Data View"，在"组别"下面 1～12 行输入"1"、13～22 行输入"2"，在"尿素氮"下面逐行输入尿素氮的数值。

（4）按照第二节数据保存的方法，在"File"下拉菜单中找到"Save"并点击之，建立数据文件，取名为"尿素氮.sav"。

2.统计分析步骤

（1）先打开数据文件"尿素氮.sav"（图 4-10）。

（2）点击 SPSS for Windows 主界面的"Analyze"，展开下拉菜单。

（3）在下拉菜单中寻找"Compare Means"，弹出小菜单，在小菜单上寻找"Independent-Samples T Test"，点击之，则弹出两独立样本 t 检验"Independent-Samples T Test"对话框，如图 4-11 所示。

（4）图 4-11 左边矩形框内出现源变量，将"尿素氮"选中按向右箭头将它转移到"Test Variables"列表框中；将"组别"选中调入中间下部的"Grouping Variable"列表框中，此时出现"Group（??）"，其下面有"Define Groups"，点击"Define Groups"按钮，弹出定义分组"Define Groups"的对话框，如图 4-12 所示。

图 4-10   尿素氮.sav 数据文件

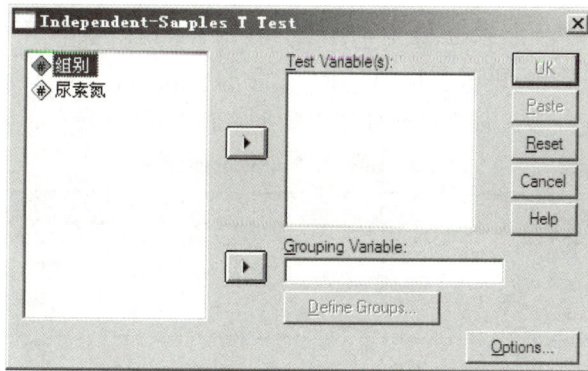

图 4-11   "Independent-Samples T Test"对话框

(5)在图 4-12 中 Group 1 和 Group 2 中分别输入"1"和"2",点击"Continue",返回图 4-11。

(6)单击"OK",得到有肾囊肿女性和无肾囊肿女性尿素氮均数的 t 检验结果。结果包括两部分。

表 4-7 是统计描述,N 是每组的例数;Mean 是均数,Std. Deviation 是标准差,Std. Error Mean 是均数的标准误。

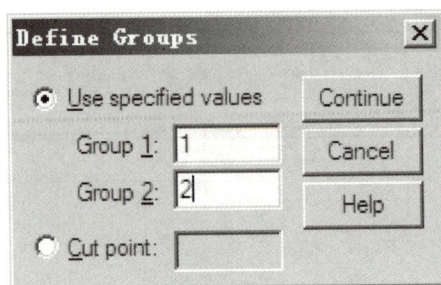

图 4-12 "Define Groups"对话框

表 4-7　Group Statistics

组别		N	Mean	Std. Deviation	Std. Error Mean
尿素氮	有肾囊肿	12	4.6175	1.57410	.45440
	无肾囊肿	10	5.5100	1.20151	.37995

表 4-8 是统计分析,可分为两部分,第 2、3 列是 Levene's Test for Equality of Variances,表示用方差分析方法,做两组方差齐性的统计学检验,本例的结论是 $F=0.885$,$P=0.358$,所以方差齐,不必进行校正。

第 4～10 列是两个独立样本的 t 检验,因方差齐,所以用 Equal variances assumed 对应行的数据,可得结论,双侧 t 检验 $P=0.157$,差异无统计学意义,尚不能认为有肾囊肿女性和无肾囊肿女性尿素氮水平有差异。

表 4-8　Independent-Samples Test

		Levene's Test for Equality of Variances		t-test for Equality of Means						
		F	Sig.	t	df	Sig. (2-tailed)	Mean Difference	Std. Error Difference	95%Confidence Interval of the Difference	
									Lower	Upper
尿素氮	Equal variances assumed	.885	.358	−1.469	20	.157	−.8925	.60741	−2.15953	.37453
	Equal variances not assumed			−1.507	19.881	.148	−.8925	.59232	−2.12854	.34354

第四节 四格表资料的 χ^2 检验

χ^2 检验是一种用途比较广泛的假设检验方法。这里仅介绍 χ^2 检验用于分类计数资料的假设检验方法,检验两个(或多个)率或构成比之间的差别是否有统计学意义,从而推断两个(或多个)率或构成比之间的差别是否有统计学意义。

一、四格表资料的 χ^2 检验

为了解某种中草药预防流感的效果,将 410 名观察者随机分组,观察结果见表 4-9。

表 4-9 两组人群流感发病率的比较

分组	发病人数	未发病人数	合计	发病率/%
服药组	40	190	230	17.39
对照组	50	130	180	27.78
合计	90	320	410	21.95

1. 建立数据文件

(1)首先建立数据文件,把光标移到 SPSS for Windows 的主界面下面的"Variable View",点击鼠标,此时屏幕弹出含有"Variable View"的定义变量对话框。

(2)本例可以用加权的办法来建立数据文件,用三个变量名。分组:"1"表示服药组,"2"表示未服药组;结果:"1"表示发病,"2"表示未发病,例数:表示相应的频数。在图 4-4 中的"Name"下,第 1 行键入"组别",再与本章"两独立样本的 t 检验"的例子中同法键入该变量值对应的标签;第二行键入"结果",再同法键入该变量值对应的标签;第三行键入"例数"。

(3)点击"Data View",在"组别"下面 1~2 行输入"1"、3~4 行输入"2",在"结果"下面 1、3 行输入"1",2、4 行输入"2",在"例数"下面输入对应的数值,如图 4-13 所示。

(4)按本章第二节数据保存的方法,建立数据文件并保存,取名"流感.sav"。

2. 统计分析步骤

(1)打开"流感.sav"文件。

(2)点击 SPSS for Windows 主界面的"Data View",展开下拉菜单。

(3)在下拉菜单中寻找"Weight Cases",点击之,弹出对话框(图 4-14)。

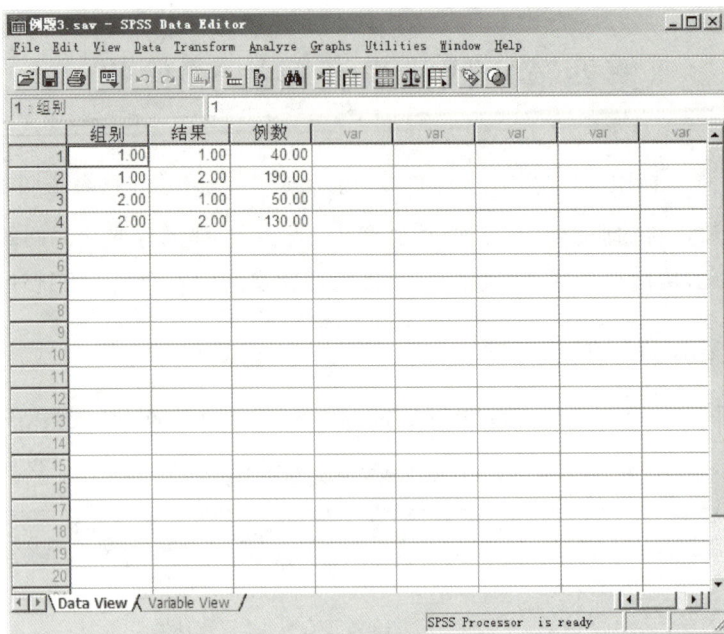

图 4-13 "Date View"中项目和数据的输入

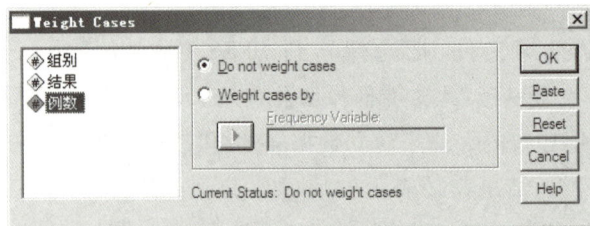

图 4-14 "Weight Cases"对话框

（4）点击"Weight cases by"把"例数"调入"Frequency Variable"下的矩形框内，点击"OK"，回到 SPSS for Window 主界面。

（5）点击 SPSS for Window 主界面中的"Analyze"，展开下拉菜单。

（6）在下拉菜单中点击"Descriptive Statistics"，弹出小菜单，选"Crosstabs"，点击之，弹出"Crosstabs"对话框，如图 4-15 所示。

（7）把图 4-15 中左边的"组别"调入"Row（s）"下的矩形框中，把"结果"调入"Column（s）"下的矩形框中。

（8）点击图 4-15 下部选项"Statistics"，弹出"Crosstabs：Statistics"对话框，如图 4-16 所示。

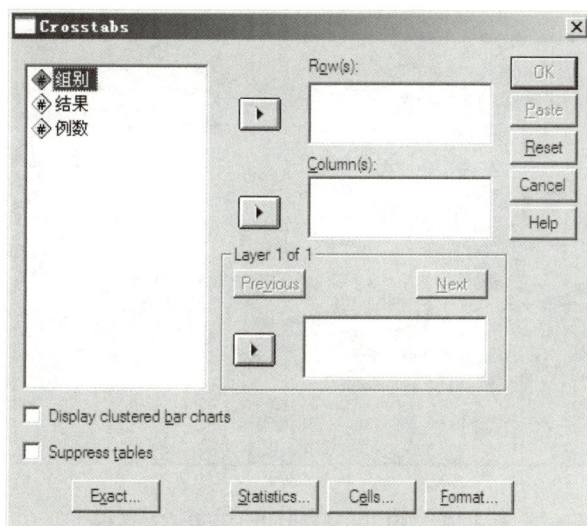

图 4-15　"Crosstabs"对话框

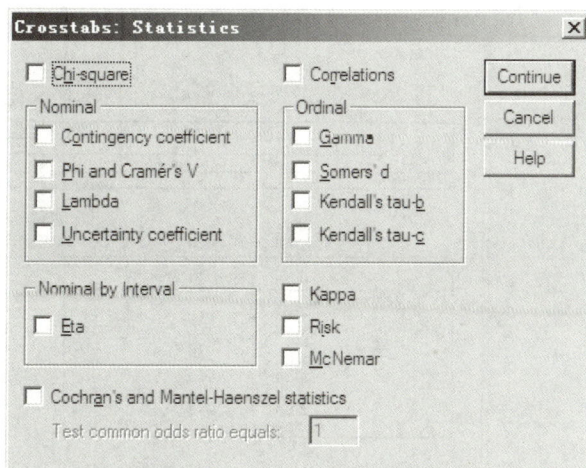

图 4-16　"Crosstabs：Statistics"对话框

（9）在图 4-16 中，激活左上角的"Chi-square"，再点击"Continue"则返回图 4-15。

（10）在图 4-15 中，点击下部选项"Cells"，弹出 Crosstab 中的选择项"Crosstabs：Cell Display"对话框，如图 4-17 所示。

在"Counts"的选项中选"Expected（理论值）"；在 Percentages 的选项中，选"Row"即行百分数，点击"Continue"，返回图 4-15。

（11）点击"OK"，弹出结果窗口（图 4-18）。

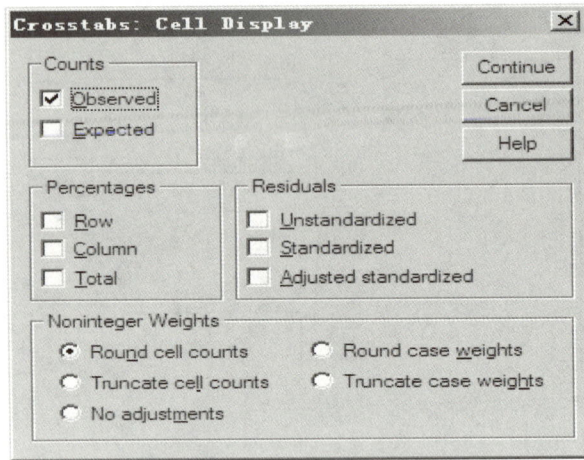

图 4-17 "Crosstabs: Cell Display"对话框

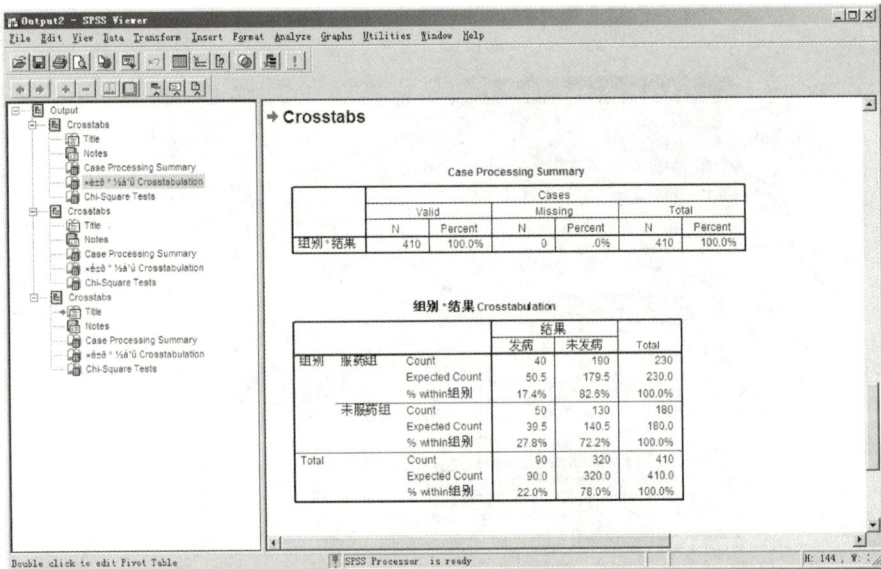

图 4-18 结果窗口

输出结果主要包括三个部分,下面对其输出结果进行简单分析。

表 4-10 表示没有缺失值,410 名观察对象都进入统计分析。

表 4-10　Case Processing Summary

	Cases					
	Valid		Missing		Total	
	N	Percent	N	Percent	N	Percent
组别 * 结果	410	100.0%	0	.0%	410	100.0%

表 4-11 为服药组与未服药组的发病率交叉表,本例中每格的理论值均大于 5。

表 4-11　组别 * 结果 Crosstabulation

			结果		Total
			发病	未发病	
组别	服药组	Count	40	190	230
		Expected Count	50.5	179.5	230.0
		%within 组别	17.4%	82.6%	100.0%
	未服药组	Count	50	130	180
		Expected Count	39.5	140.5	180.0
		%within 组别	27.8%	72.2%	100.0%
Total		Count	90	320	410
		Expected Count	90.0	320.0	410.0
		%within 组别	22.0%	78.0%	100.0%

表 4-12 表示 Chi-Square Tests 的分析结论,本例 $\chi^2 = 6.358$,$P = 0.012$,差异有统计学意义,即认为服药组与对照组流感发生率的差异有统计学意义。"b. 0 cells (.0%) have expected count less than 5. The minimum expected count is 39.51."表示没有理论值小于 5 的单元格,最小理论值是 39.51。

表 4-12　Chi-Square Tests

	Value	df	Asymp. Sig. (2-sided)	Exact Sig. (2-sided)	Exact Sig. (1-sided)
Pearson Chi-Square	6.358(b)	1	.012		
Continuity Correction(a)	5.766	1	.016		
Likelihood Ratio	6.318	1	.012		
Fisher's Exact Test				.016	.008

续 表

	Value	df	Asymp. Sig. (2-sided)	Exact Sig. (2-sided)	Exact Sig. (1-sided)
Linear-by-Linear Association	6.343	1	.012		
N of Valid Cases	410				

a. Computed only for a 2×2 table.

b. 0 cells (.0%) have expected count less than 5. The minimum expected count is 39.51.

二、配对资料的 χ^2 检验

下面举例说明配对资料的 χ^2 检验。

有 28 份咽喉涂抹标本,把每份标本按同一条件分别接种在甲、乙两种白喉杆菌培养基上,观察白喉杆菌的生长情况,结果见表 4-13。问:两种培养基的阳性检出率是否相等?

表 4-13 两种白喉杆菌培养结果比较

乙培养基	甲培养基		合计
	+	—	
+	11	1	12
—	9	7	16
合计	20	8	28

(1)首先建立数据文件,把光标移到 SPSS for Windows 主界面下面的"Variable View",点击鼠标,此时屏幕弹出含有"Variable View"的定义变量对话框。

(2)本例可以用加权的办法来建立数据文件,用三个变量名。甲培养基:"1"表示生长,"2"表示未生长;乙培养基:"1"表示生长,"2"表示未生长;例数:表示相应的例数。在图 4-4 中的"Name"下,第一行键入"甲培养基",第二行键入"乙培养基",第三行键入"例数"。

(3)点击"Data View",在"甲培养基"下面 1~2 行输入"1"、3~4 行输入"2",在"乙培养基"下面 1、3 行输入"1",2、4 行输入"2",在"例数"下面输入对应的数值,如图 4-19 所示。

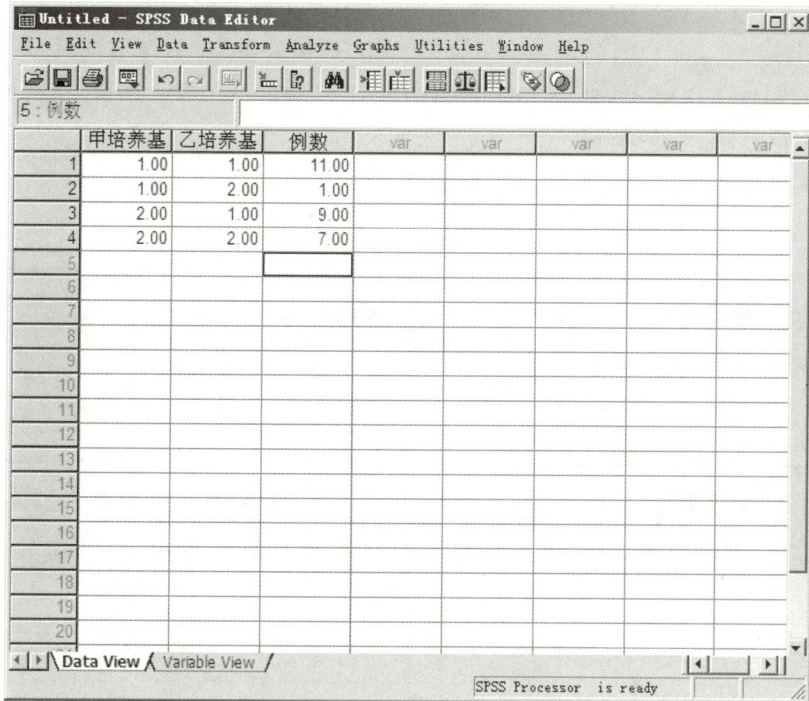

图 4-19　"Date View"对话框

（4）鼠标指向"Data"中的"Weight Cases"并点击之，弹出对话框（图 4-14）。

（5）点击"Weight cases by"把"例数"调入"Frequency Variable"，点击"OK"。

（6）回到 SPSS for Window 主界面。鼠标指向"Analyze"中的"Nonparametric Tests"中的"2Related Samples"并点击之，得"Two-Related-Samples Tests"的对话框，如图 4-20 所示。

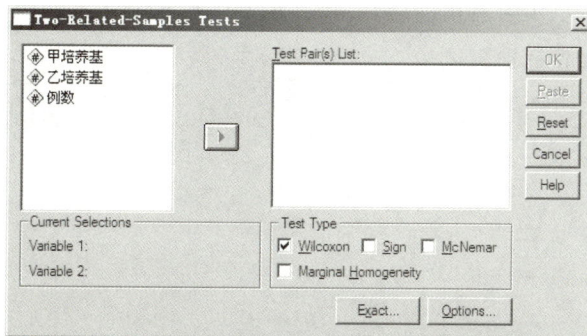

图 4-20　"Two-Related-Samples Tests"对话框

(7)在其右下角"Test Type"下激活"McNemar"去掉"Wicoxon"。

(8)将图 4-20 左边的源变量"甲培养基"和"乙培养基"作为配对变量,调入右边的"Test Pair(s) List"下,点击"OK"即可得配对 χ^2 检验的结果。结果主要分为两部分,下面对结果进行简单分析。

表 4-14 为两种培养基的配对实验结果汇总。

表 4-14　甲培养基 & 乙培养基

甲培养基	乙培养基	
	1	2
1	11	1
2	9	7

表 4-15 表示双侧统计学检验,$P=0.021<0.05$,差异有统计学意义。此处出现"Binomial distribution used"表示是用二项分布法做配对 χ^2 检验。

表 4-15　Test Statistics(b)

	甲培养基 & 乙培养基
N	28
Exact Sig(2-tailed)	.021(a)

a. Binomial distribution used.

b. McNemar Test.

掌握新软件的最快的方法就是通过应用 SPSS 软件具体分析一个或几个实例,在应用中进行学习和熟练。但在使用过程中应注意的一点是,读者必须对所选用的统计分析方法的适用条件有所了解,并对结果进行正确筛选,以保证统计方法和分析结果的准确性。本书不对具体的应用方法加以说明,读者在使用 SPSS 软件时应参考 SPSS 软件相关指导书。

(裴丽萍)

REFERENCES

参考文献

鲍风香,马靓,瞿怀荣,等.护理绩效考核信息系统的研发与应用[J].中华护理杂志,2013,48(6):518-521

陈蕊,袁婉文,黎爱荣,等.澳门地区待产阶段准父亲的体验及其护理需求的质性研究[J].中华护理杂志,2013,48(6):485-488.

陈巍,林平,李玲,等.基于跨理论模型的健康教育对心力衰竭患者自我护理行为的影响[J].中华护理杂志,2013,48(4):293-294.

陈小芳,汪国成,薛小玲,等.阶段性改变模式在高血压患者戒烟中的效果研究[J].中华护理杂志,2011,46(8):741-744.

程芳,孟爱凤,羊丽芳,等.同伴教育对永久性结肠造口患者术后早期社会心理适应的影响[J].中华护理杂志,2013,48(2):103-104.

冯辉,何国平.慢性乙型病毒性肝炎患者治疗依从性及其影响因素分析[J].中华护理杂志,2005,40(12):891-894.

付春华,赵雁,于莹,等.静脉输入硫酸镁预防诺维苯所致静脉炎的研究[J].中华护理杂志,2002,37(11):816-818.

顾慧琴,冯志仙,章梅云,等.根据患者病情严重度及生活自理能力计算护理工作量[J].中华护理杂志,2013,48(3):224-227.

顾莺,袁洁,胡静,等.3种敷贴在儿科中心静脉维护中的效果与成本比较[J].中华护理杂志,2013,48(6):510-513.

郭祖超.医学统计学[M].北京:人民军医出版社,2000.

海润玲,赵岳,高敏.尿毒症患者首次血液透析前后抑郁的评估[J].中华护理杂志,2013,48(4):337-338.

胡静宜,耿桂启,李泓,等.妇科腹腔镜手术中气管导管套囊压力对患者术后咽喉痛的影响[J].中华护理杂志,2013,48(3):222-223.

胡雁.护理研究[M].4版.北京:人民卫生出版社,2012.

黄金银,程云.高职护理专业学生实习成绩与临床学习环境的分析[J].中华护理杂志,2013,46(1):15-18.

吉云兰,崔秋霞,单君,等.个体化延续护理对改善高血压患者生存质量的效果[J].护士进修杂志,2012,27(15):1401-1403.

姜华,屈芸娜,王建俭,等.消毒供应中心(室)人力资源配置与使用的研究[J].护士进修杂志,2009,24(13):1168-1169.

解丹,郑瑾,苏兰若.两种膀胱冲洗液温度对经尿道前列腺电切除术后出血和膀胱痉挛的影响[J].中华护理杂志,2011,46(4):334-336.

雷蕾.医学文献检索策略及其应用问题分析[J].医学信息,2013,26(1):121-122.

李慧芳.糖尿病患者自我管理现状及影响因素分析[J].医药前沿,2015(10):382-383.

李萍,王宗欣.查找医学文献的途径与方法[J].中国现代医生,2012,50(3):69-72.

李琼.护理干预对妇科肿瘤病人术后焦虑的影响[J].全科护理,2012,10(4):1070-1071.

李祥,廖清香,肖文广.家庭心理干预对首发精神分裂症患者服药依从性的3年随访对照研究[J].中国民康医学,2013,25(9):45-47.

李小寒,杨颖,崔雷.国际护理研究热点分析[J].护理研究,2012,26(1):277-278.

李莹莹,李萍,肖青,等.可及和连贯服务对多囊卵巢综合症患者心理状态的影响[J].现代医院,2013,13(5):94-96.

林艳红.综合评价在ICU护理质量评估中的应用[J].中国实用护理杂志,2012,28(5):66-67.

刘华平.护理学研究[M].长沙:湖南科学技术出版社,2008.

刘经纬,王芳,陈建荣,等.智能化引流管防堵装置的设计及应用[J].中华护理杂志,2013,48(4):360-361.

刘牧军.血竭胶囊配合红外线治疗中风后褥疮的临床护理[J].中医药导报,2010,16(2):57-57.

刘荣辉,杨静,张长凤,等.普外科手术部位感染前瞻性队列研究[J].中华医院感染学杂志,2013,23(7):1569-1571.

刘宇.护理研究[M].上海:上海科学技术出版社,2010.

马斌荣.医学统计学[M].北京:人民卫生出版社,2006.

倪宗瓒.医学统计学[M].北京:高等教育出版社,2003.

潘洪芹,徐立杰,陈丽,等.听觉分散干预对血液透析患者内瘘穿刺疼痛的影响[J].护理学杂志,2012,27(21):44-45.

钱媛,李春华.护理科研选题的人文关怀视角[J].护理学杂志,2008,23(24):44-46.

饶和平,李胜琴,章晓幸,等.基于全国CLEN考试为导向的高职护理专业毕业考试模式改革效果分析[J].中国高等医学教育,2011(4):78-79.

邵素娇.腹腔镜胆囊切除术患者临床护理路径的研究[J].中国实用护理杂志,2011,27(2):12-14.

孙振球.医学统计学[M].北京:人民卫生出版社,2010.

覃钰纯,伍洁莹.江门市郊区妇女常见病普查结果分析[J].中国妇幼保健,2013,28(16):2523-2525.

汤新凤,陈燕,王军,等.妇科癌症患者主要照顾者生存质量的纵向研究[J].中华护理杂志,2012,47(10):895-897.

童水莲,陈姝.护理干预对骨折患者术后疼痛及满意度的影响[J].中国实用护理杂志,2011,27(3):22-23.

王福彦,周恒忠.医学科研及文献检索[M].北京:科学出版社,2012.

王华芬,马燕,吕敏芳,等.网络互动式健康教育对炎症性肠病患者生存质量的影响[J].中华护理杂志,2013,48(2):163-165.

王进.ISO 9001质量管理体系在护理管理中的应用[J].中国医药指南,2011,9(27):344-345.

王筱云,元静,王静.原发性获得性黑色素沉着症患者一例的护理体会[J].解放军护理杂志,2012,29(4):58-58.

王玉.维持性血液透析患者治疗依从性影响因素病例对照研究[J].护理学报,2013,20(6A):34-36.

王赞丽,赵岳.脑卒中患者疾病不确定感与社会支持的纵向研究[J].护理学杂志,2012,27(7):36-38.

王志稳.护理科研设计中的常见问题[J].中华护理杂志,2011,46(4):422-423.

韦桂花,饶和平,盛红娜.肺癌患者对健康教育的认知与需求分析[J].护理学报,2009,16(7):75-77.

肖顺贞.护理科研实践与论文写作指[M].北京:北京大学医学出版社,2010.

肖顺贞.护理研究[M].3版.北京:人民卫生出版社,2006.

熊杰,黄素芳,刘伟权,等.ICU护理评分系统在护理人力资源配置中的应用及效果评价[J].中华护理杂志,2010,45(7):164-165.

徐婷婷,肖晓娟,朱小丹,等.衢州市大学生艾滋病相关知识知晓情况及态度抽样调查[J].社区医学杂志,2013,11(3):52-54.

颜巧元,张亮,胡翠环,等.学科视野下的护理科研及其论文选题[J].中华护理教育,2011,8(6):275-277.

杨丽.学术期刊参考文献规范化问题探讨——以图书情报专业核心期刊为例[J].图书馆论坛,2010,30(1):18-154.

叶然,徐桂华,陈璇,等.近三年国外护理教育研究热点的共词聚类分析[J].解放军护理杂志,2012,29(10B):27-29.

殷彩欣,林文春,张志尧,等.预防和降低患儿跌落的改进实践[J].中华护理杂志,2013,48(6):546-547.

曾玉,席淑新,叶志成,等.技能训练对成人低视力患者自我效能和生活质量的影响[J].中华护理杂志,2013,48(5):411-414.

张静海,高健.医学期刊参考文献的作用及规范化问题探讨[J].中国自然医学杂志,2008,10(3):235-236.

张玲华,王君俏,白姣姣,等.上海市3个社区的中老年女性压力性尿失禁患病现状及生活质量分析[J].中华护理杂志,2010,45(11):1009-1011.

张学军.中英文医学科研论文的撰写与投稿[M].北京:人民卫生出版社,2008.

章晓军,夏海鸥,李信群,等.护士分层管理模式下母婴床旁护理的实践[J].护理学杂志,2012,27(16):8-10.

赵彩霞,朱春云,崔娟,等.渐进式增加时间在新生儿游泳中的应用[J].哈尔滨医药,2013,33(1):11-13.

赵光红.护理研究[M].北京:人民卫生出版社,2003.

赵辉.心理干预对乳腺癌术后患者情绪与生存质量的影响评价[J].护士进修杂志,2011,26(15):1413-1414.

赵慧贞,戚小兵,张泓,等.珠海市2008～2012年新生儿疾病筛查结果的问题与对策研究[J].医学信息,2013,26(4):2523.

赵洁,张小培,钟爱群,等.健康行为对原发性高血压患者脑卒中发病影响的病例对照研究[J].中国全科医学,2012,15(12):3963-3967.

赵书敏.临床护理科研中的伦理学问题分析及对策[J].护理研究,2011,25(7):1787-1789.

中华危重症医学杂志编辑部.常用医学文献检索工具[J].中华危重症医学杂志,

2010,3(3):37.

仲俊娣,于志兰,张学娟,等.经尿道前列腺切除术患者临床护理路径的实施与效果观察[J].护理学报,2007,14(3):4-6.

周标.卫生统计基础与护理科研[M].郑州:郑州大学出版社,2004.

朱渊,刘晓芯,陈娟,等.放松训练对肺癌患者围手术期康复的效果[J].中华护理杂志,2013,48(5):465-467.

祝茂玉,陈雪萍.浙江省社区护士继续教育现状及需求调查分析[J].中华护理教育,2013,10(5):221-223.

APPENDIX

附　录

一、统计用表

附表 1　随机数字表

编号	1～10						11～20					21～30					31～40					41～50			
1	22	17	68	65	81	68	95	23	92	35	87	02	22	57	51	61	09	43	95	06	58	24	82	03	47
2	19	36	27	59	46	13	79	93	37	55	39	77	32	77	09	85	52	05	30	62	47	83	51	62	74
3	16	77	23	02	77	09	61	84	25	21	28	06	24	25	93	16	71	13	59	78	23	05	47	47	25
4	78	43	76	71	61	20	44	90	32	64	97	67	63	99	61	46	38	03	93	22	69	81	21	99	21
5	03	28	28	26	08	73	37	32	04	05	69	30	16	09	05	88	69	58	28	99	35	07	44	75	47
6	93	82	53	64	39	07	10	63	76	35	84	03	04	79	88	08	13	13	85	51	55	34	57	72	69
7	78	76	58	54	74	92	38	70	96	92	52	06	79	79	45	82	63	18	27	44	69	66	92	19	09
8	23	68	35	26	00	99	53	93	61	28	52	70	05	48	34	56	65	05	61	86	90	92	10	70	80
9	15	39	25	70	99	93	86	52	77	65	15	33	59	05	28	22	87	26	07	47	86	96	98	29	06
10	58	71	96	30	24	18	46	23	34	27	85	13	99	24	44	49	18	09	79	49	74	16	32	23	02
11	57	35	27	33	72	24	53	63	97	09	41	10	76	47	91	44	04	95	49	66	39	60	04	59	81
12	48	50	86	54	48	22	06	34	72	52	82	21	15	65	20	33	29	94	71	11	15	91	29	12	03
13	61	96	58	95	03	07	16	39	33	66	98	56	10	56	79	77	21	30	27	12	90	49	82	23	62
14	36	93	89	41	26	29	70	83	63	51	99	74	20	52	36	87	09	41	15	09	98	60	16	03	03
15	18	87	00	42	31	57	90	12	02	07	23	47	37	17	31	54	08	01	88	63	39	41	88	92	10
16	88	56	56	27	59	33	35	72	67	47	77	34	55	45	70	08	18	27	38	90	16	95	86	70	75
17	09	72	95	84	29	49	41	31	06	70	42	38	06	45	18	64	64	73	31	65	52	53	37	97	15
18	12	96	88	17	31	65	19	69	02	83	60	75	86	90	68	24	64	19	35	51	56	61	87	39	12
19	85	94	57	24	16	92	09	84	38	76	22	00	27	69	85	29	81	94	78	70	21	94	47	90	12

续　表

编号	1～10	11～20	21～30	31～40	41～50
20	38 64 43 59 98	98 77 87 68 07	91 51 67 62 44	40 98 05 93 78	23 32 65 41 18
21	53 44 09 42 72	00 41 86 79 79	68 47 22 00 20	35 55 31 51 51	00 83 63 22 55
22	40 76 66 26 84	57 99 99 90 37	36 63 32 08 58	37 40 13 68 97	87 64 81 07 83
23	02 47 79 18 05	12 59 52 57 02	22 07 90 47 03	28 14 11 30 79	20 69 22 40 98
24	95 17 82 06 53	31 51 10 96 46	92 06 88 07 77	56 11 50 81 69	40 23 72 51 39
25	35 76 22 72 92	96 11 83 44 80	34 68 35 48 78	33 42 40 90 60	73 96 53 97 86
26	26 29 13 56 41	85 47 04 16 08	34 72 57 59 13	82 43 80 46 15	38 26 61 70 04
27	77 80 20 75 82	72 82 32 99 90	63 95 73 76 63	89 73 44 99 05	48 67 26 43 18
28	46 40 66 44 52	91 36 74 43 53	30 82 13 54 00	78 45 63 98 35	55 03 36 67 68
29	37 56 08 18 09	77 53 84 46 47	31 91 18 95 58	24 16 74 11 53	44 10 13 85 57
30	61 65 61 68 66	37 27 47 39 19	84 83 70 07 48	53 21 40 06 71	95 06 79 88 54
31	93 43 69 64 07	34 18 04 52 35	56 27 09 24 86	61 85 53 83 45	19 90 70 99 00
32	21 96 60 12 99	11 20 99 45 18	48 13 93 55 34	18 37 79 49 90	65 97 38 20 46
33	95 20 47 97 97	27 37 83 28 71	00 06 41 41 74	45 89 09 39 84	51 67 11 52 49
34	97 86 21 78 73	10 65 81 92 59	58 76 17 14 97	04 76 62 16 17	17 95 70 45 80
35	69 92 06 34 13	59 71 74 17 32	27 55 10 24 19	23 71 82 13 74	63 52 52 01 41
36	04 31 17 21 56	33 73 99 19 87	26 72 39 27 67	53 77 57 68 93	60 61 97 22 61
37	61 06 98 03 91	87 14 77 43 96	43 00 65 98 50	45 60 33 01 07	98 99 46 50 47
38	85 93 85 86 88	72 87 08 62 40	16 06 10 89 20	23 21 34 74 97	76 38 03 29 63
39	21 74 32 47 45	73 96 07 94 52	09 65 90 77 47	25 76 16 19 33	53 05 70 53 30
40	15 69 53 82 80	79 96 23 53 10	65 39 07 16 29	45 33 02 43 70	02 87 40 41 45
41	02 89 08 04 49	20 21 14 68 86	87 63 93 95 17	11 29 01 95 80	35 14 97 35 33
42	87 18 15 89 79	85 43 01 72 73	08 61 74 51 69	89 74 39 82 15	94 51 33 41 67
43	98 83 71 94 22	59 97 50 99 52	08 52 85 08 40	87 80 61 65 31	91 51 80 32 44
44	10 08 58 21 66	72 68 49 29 31	89 85 84 46 06	89 73 19 85 23	65 09 29 75 63
45	47 90 56 10 08	88 02 84 27 83	42 29 72 23 19	66 56 46 65 79	20 71 53 20 25
46	22 85 61 68 90	49 64 92 85 44	16 40 12 89 88	50 14 49 81 06	01 82 77 45 12
47	67 80 43 79 33	12 83 11 41 16	25 58 19 68 70	77 02 54 00 52	53 43 37 15 26
48	27 62 50 96 72	79 44 61 40 15	14 53 40 65 39	27 31 58 50 28	11 39 03 34 25
49	33 78 80 87 15	38 30 06 38 21	14 47 47 07 26	54 96 87 53 32	40 36 40 96 76
50	13 13 92 66 99	47 24 49 57 74	32 25 43 62 17	10 97 11 69 84	99 63 22 32 98

附表 2 t 界值表

自由度 v	P 双:0.05	0.01	0.001	自由度 v	P 双:0.05	0.01	0.01
	P 单:0.025	0.005	0.0005		P 单:0.025	0.005	0.005
1	12.706	63.657	636.618	21	2.080	2.831	3.819
2	4.303	9.925	31.598	22	2.072	2.819	3.792
3	3.182	5.841	12.924	23	2.069	2.807	3.76
4	2.776	4.604	8.610	24	2.064	2.797	3.745
5	2.571	4.032	6.859	25	2.060	2.787	3.725
6	2.447	3.707	5.959	26	2.056	2.779	3.707
7	2.365	3.499	5.405	27	2.052	2.771	3.690
8	2.306	3.355	5.041	28	2.048	2.763	3.674
9	2.262	3.250	4.781	29	2.045	2.756	3.659
10	2.228	3.169	4.587	30	2.042	2.750	3.646
11	2.201	3.106	4.437	40	2.021	2.704	3.551
12	2.179	3.055	4.318	50	2.008	2.678	3.496
13	2.160	3.012	4.221	60	2.000	2.660	3.460
14	2.145	2.977	4.140	70	1.994	2.648	3.435
15	2.131	2.947	4.073	80	1.989	2.638	3.416
16	2.120	2.921	4.015	90	1.986	2.631	3.402
17	2.110	2.898	3.965	100	1.982	2.625	3.390
18	2.101	2.878	3.922	120	1.980	2.617	3.373
19	2.093	2.861	3.883	500	1.965	2.586	3.305
20	2.086	2.845	3.850	∞	1.960	2.576	3.291

附表 3　F 界值表（方差分析用，单侧界值）

v_2（分母的自由度）	v_1（分子的自由度）										
	1	2	3	4	5	6	7	8	12	24	∞
1	161.4	199.5	215.7	224.6	230.2	234.0	236.8	238.9	243.9	249.1	254.3
	4052	4999.5	5403	5625	5764	5859	5928	5982	6106	6235	6366
2	18.51	19.00	19.16	19.2Y5	19.30	19.33	19.35	19.37	19.41	19.45	19.50
	98.50	99.00	99.17	99.25	99.30	99.33	99.36	99.37	99.42	99.46	99.50
3	10.13	9.55	9.28	9.12	9.01	8.94	8.89	8.85	8.74	8.64	8.53
	34.12	30.82	29.46	28.17	28.24	27.91	27.67	27.49	27.05	26.60	26.13
4	7.71	6.94	6.59	6.39	6.26	6.16	6.09	6.04	5.91	5.77	5.63
	21.20	18.00	16.69	15.98	15.52	15.21	14.98	14.80	14.37	13.93	13.46
5	6.61	5.79	5.41	5.19	5.05	4.95	4.88	4.82	4.68	4.53	4.36
	16.26	13.27	12.06	11.39	10.97	10.67	10.46	10.29	9.89	9.47	9.02
6	5.99	5.14	4.76	4.53	4.39	4.28	4.21	4.15	4.00	3.84	3.67
	13.75	10.92	9.78	9.15	8.75	8.47	8.26	8.10	7.72	7.31	6.88
7	5.59	4.74	4.35	4.12	3.97	3.87	3.79	3.73	3.57	3.41	3.23
	12.25	9.55	8.45	7.85	7.46	7.19	6.99	6.84	6.47	6.07	5.65
8	5.32	4.46	4.07	3.84	3.69	3.58	3.50	3.44	3.28	3.12	2.93
	11.26	8.65	7.59	7.01	6.63	6.37	6.18	6.03	5.67	5.28	4.86
9	5.12	4.26	3.86	3.63	3.48	3.37	3.29	3.23	3.07	2.90	2.71
	10.56	8.02	6.99	6.42	6.06	5.80	5.61	5.47	5.11	4.73	4.31

续 表

v_2（分母的自由度）	v_1（分子的自由度）										
	1	2	3	4	5	6	7	8	12	24	∞
10	4.96	4.10	3.71	3.48	3.33	3.22	3.14	3.07	2.91	2.74	2.54
	10.04	7.56	6.55	5.99	5.64	5.39	5.20	5.06	4.71	4.33	3.91
12	4.75	3.89	3.49	3.26	3.11	3.00	2.91	2.85	2.69	2.51	2.30
	9.33	6.93	5.95	5.41	5.06	4.82	4.64	4.50	4.16	3.78	3.36
14	4.60	3.74	3.34	3.11	2.96	2.85	2.76	2.70	2.53	2.35	2.13
	8.86	6.51	5.56	5.04	4.69	4.46	4.28	4.14	3.80	3.43	3.00
16	4.49	3.63	3.24	3.01	2.85	2.74	2.66	2.59	2.42	2.24	2.01
	8.53	6.23	5.29	4.77	4.44	4.20	4.03	3.89	3.55	3.18	2.75
18	4.41	3.55	3.16	2.93	2.77	2.66	2.58	2.51	2.34	2.15	1.92
	8.29	6.01	5.09	4.58	4.25	4.01	3.84	3.71	3.37	3.00	2.57
20	4.35	3.49	3.10	2.87	2.71	2.60	2.51	2.45	2.28	2.08	1.84
	8.10	5.85	4.94	4.43	4.10	3.87	3.70	3.56	3.23	2.86	2.42
30	4.17	3.32	2.92	2.69	2.53	2.42	2.33	2.27	2.09	1.89	1.62
	7.56	5.39	4.51	4.02	3.70	3.47	3.30	3.17	2.84	2.47	2.01
40	4.08	3.23	2.84	2.61	2.45	2.34	2.25	2.18	2.00	1.79	1.51
	7.31	5.18	4.31	3.83	3.51	3.29	3.12	2.99	2.66	2.29	1.80
60	4.00	3.15	2.76	2.53	2.37	2.25	2.17	2.10	1.92	1.70	1.39
	7.08	4.98	4.13	3.65	3.34	3.12	2.95	2.82	2.50	2.12	1.60

续　表

v_2（分母的自由度）	v_1（分子的自由度）										
	1	2	3	4	5	6	7	8	12	24	∞
120	3.92	3.07	2.68	2.45	2.29	2.17	2.09	2.02	1.83	1.61	1.25
	6.85	4.79	3.95	3.48	3.17	2.96	2.79	2.66	2.34	1.95	1.38
∞	3.84	3.00	2.60	2.37	2.21	2.10	2.01	1.94	1.75	1.52	1.00
	6.63	4.61	3.78	3.32	3.02	2.80	2.64	2.51	2.18	1.79	1.00

附表 4　样本率差别显著性检验的 χ^2 界值表

自由度 υ	概率		自由度 υ	概率	
	0.05	0.01		0.05	0.01
1	3.84	6.63	20	31.41	37.57
2	5.99	9.21	21	32.67	38.93
3	7.81	11.34	22	33.92	40.29
4	9.49	13.28	23	35.17	41.64
5	11.07	15.09	24	36.42	42.98
6	12.59	16.81	25	37.65	44.31
7	14.07	18.48	26	38.89	45.64
8	15.51	20.09	27	40.11	46.96
9	16.92	21.67	28	41.34	48.28
10	18.31	23.21	29	42.56	49.59
11	19.68	24.72	30	43.77	50.89
12	21.03	26.22	40	55.76	63.69
13	22.36	27.69	50	67.50	76.15
14	23.68	29.14	60	79.08	88.38
15	25.00	30.58	70	90.53	100.42
16	26.30	32.00	80	101.88	112.33
17	27.59	33.41	90	113.14	124.12
18	28.87	34.81	100	124.34	135.81
19	30.14	36.19			

（胡苏珍）

二、参考答案汇编

第一章　护理科研训练基础	
第一节	1. ABCD　2. BD　3. C　4. B　5. D
第二节	1. A　2. B　3. C　4. B　5. D
第三节	1. AB　2. C　3. A　4. D
第四节	1. B　2. A　3. A　4. C　5. B　6. B　7. C

续 表

第一章　护理科研训练基础	
第五节	1. B　2. C　3. C　4. B　5. D　6. D　7. C　8. A
第六节	1. A　2. D
第七节	1. A　2. A　3. B　4. A　5. B　6. B　7. B　8. A　9. D　10. C 11. C
第八节	1. ABC　2. ABC
第二章　护理科研训练实践	
第一节	1.①缺标题;②横标目位置不对;③线条错误。表答案见★ 2.制作直条图
第二节	1. A　2. B　3. D　4. C　5. A　6. C　7. B　8. D　9. A
第三节	1. ABD　2. ABC　3. D　4. ABC　5. ABC
第四节	1. C　2. A　3. ABC　4. A　5. D　6. ABCD　7. AB
第五节	1. AB　2. A
第三章　护理科研项目申请	
第一节	1. A　2. AC　3. ABCD

★第二章第一节答案

表 2-4　心肌梗死并发休克患者的不同护理措施比较结果

组别	例数	结果		有效率/%
		良好	死亡	
甲组	13	7	6	53.8
乙组	12	8	4	66.7
合计	25	15	10	60.0

（饶和平）

三、教材 PPT

护理研究
概述

文献检索

根据选题
建立参考
文献库

护理研究
选题

护理研究
设计

研究抽样

调查表设
计

计量与计
数资料收
集与数据
库建立

科研统计
表

论文格式
及撰写1
（除正文外
内容）

论文撰写
2（前言对
象方法）

论文撰写
3（讨论）

SPSS-χ^2
检验

SPSS-T
或 F 检验